ÉTUDE CLINIQUE

SUR LE

CANCER DE L'ŒIL

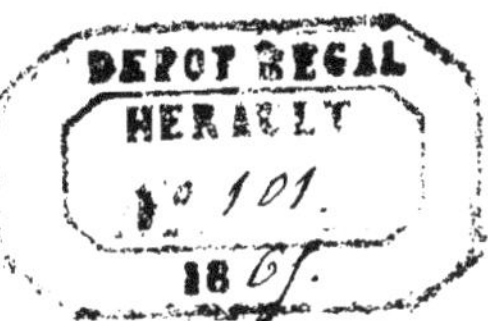

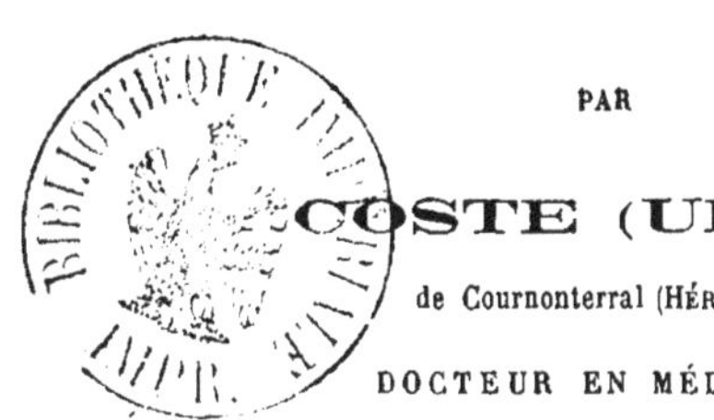

PAR

COSTE (Ulysse)

de Cournonterral (HÉRAULT)

DOCTEUR EN MÉDECINE

MONTPELLIER

BOEHM & FILS, IMPRIMEURS, PLACE DE L'OBSERVATOIRE

Éditeurs du MONTPELLIER MÉDICAL

1865

A MON PÈRE.

Regrets éternels !!!

U. COSTE.

A la meilleure des Mères.

A MA FEMME.

U. COSTE.

Quæ medicamenta non sanant, ea ferrum sanat. Quæ ferrum non sanat, ea ignis sanat. Quæ vero ignis non sanat, ea insanabilia existimare oportet.
HIPPOCRATE, aph. 6, sect. VIII.

Après les mamelles et l'utérus chez la femme, après le testicule chez l'homme, dit Vidal (de Cassis)[1], l'œil est un des organes que le chirurgien traite le plus souvent de la dégénérescence cancéreuse.

Dans la statistique de J. Tanchou[2], qui se rapporte à 9,118 cas de cancer, statistique tirée des registres de l'État civil du département de la Seine, de 1830 à 1840, nous trouvons 24 cas de cancer de l'œil.

[1] Traité de pathologie externe.

[2] Recherches sur le traitement médical des tumeurs du sein. Paris, 1844, pag. 258 à 260.

Lebert [2] a aussi rassemblé 447 cancers, parmi lesquels nous avons noté vingt-trois fois celui du globe oculaire.

Lorsque la diathèse cancéreuse s'est manifestée dans le nerf optique, et qu'on a pu examiner avec détail les diverses parties de l'œil extirpé tout à fait au commencement de la maladie, on a toujours vu que le cancer avait pris naissance dans l'extrémité terminale de ce nerf, dans le renflement nerveux qu'on nomme papille ; c'est pourquoi nous avons considéré, avec juste raison, le cancer du nerf optique comme étant véritablement intra-oculaire ; d'ailleurs, les phénomènes qui l'accompagnent à une certaine période, se rapprochent tellement des symptômes appartenant à l'encéphaloïde des membranes internes de l'œil, qu'on a tout confondu, tout mêlé, de telle sorte qu'on n'a plus décrit qu'un seul cancer, celui du fond de l'œil. Il existe cependant, suivant le point d'origine, une différence marquée dans la marche et dans l'appareil symptomatique de la tumeur cancéreuse ; et cette différence n'est pas faite pour satisfaire seulement l'esprit investigateur, mais encore elle peut servir

[1] Traité pratique des maladies cancéreuses, pag. 96.

de guide à l'instrument qui cherche à détruire le mal; elle peut hâter, comme nous le verrons, la résolution du chirurgien, en lui révélant dans certains cas les progrès plus rapides et les tendances plus désastreuses du cancer. Le chirurgien qui néglige de faire cette distinction, agit au hasard, et le traitement ne peut être alors ni complet ni bien fait, et par conséquent efficace.

N'ayant jamais observé par nous-même le squirrhe de l'œil, qui est très-rare, et ne trouvant en outre, dans les différents traités, que peu de renseignements à cet égard, nous avons renoncé à tracer séparément l'histoire de cette variété. Nous ne ferons pas non plus une description particulière du cancer compliqué de mélanose; ce que nous dirons de la tumeur cancéreuse molle peut très-bien lui être appliqué, en tenant compte toutefois de la plus grande malignité du cancer mélanique, caractérisé par une marche souvent insolite et toujours plus rapide.

Le petit royaume de la vue a des limites toutes naturelles, et la fonction de l'œil est aussi bien délimitée que son territoire. D'une très-grande utilité, l'appareil visuel n'est pas cependant nécessaire, essentiel, pour la conservation de l'individu ; ce n'est pas un de ces organes qui semblent tenir l'économie tout entière sous leur dépendance et dont la moindre lésion peut compromettre la vie. Il résulte de tout cela que le cancer de l'œil doit offrir quelque chose de particulier dans son évolution et dans son influence sur l'organisme. D'un autre côté, le globe oculaire n'est pas formé par un seul tissu ; sa constitution anatomique est complexe, et les diverses parties qui le composent peuvent être parfaitement isolées. Nous trouvons là, en effet, du tissu muqueux, fibreux, vasculaire et nerveux ; rien ne manque, pas même ce produit de sécrétion qu'on est tenté de prendre pour un corps étranger. Dans ces conditions exceptionnelles, il nous est facile de noter quels sont les tissus que le cancer affectionne plus particulièrement. Avec le cancer de tout autre organe, nous n'aurions pas ce privilége. Je n'ai certes pas la prétention, avec mes faibles forces, d'entrer dans des considérations générales ; j'ai voulu seulement montrer, en quelques mots, tout ce que pouvait posséder d'intéressant la question qui nous occupe.

Pendant le cours de mes études en médecine, il

m'a été permis d'observer plusieurs fois le cancer de l'œil ; j'ai eu surtout la bonne fortune de pouvoir recueillir les savantes leçons cliniques faites sur un tel sujet par notre professeur, M. Bouisson. Or, une thèse est une dernière épreuve que doit subir le candidat au titre de docteur ; et, pour bien remplir sa tâche, l'élève n'est pas tenu d'être grand écrivain, grand savant ou grand penseur ; il lui suffit, je crois, de prouver, selon ses moyens, qu'il a vu et su observer. Je me suis mis à l'œuvre, encouragé par cette pensée ; sachant bien aussi que je pouvais compter sur l'indulgence de mes Maîtres, auxquels je suis heureux de pouvoir, en cette occasion, exprimer toute ma reconnaissance.

Je remercie mon excellent ami Cairel, ancien chef de clinique chirurgicale, qui m'a fourni des renseignements si précieux sur le cancer de l'œil.

J'offre encore mes remercîments à M. le professeur-agrégé Moutet, qui a bien voulu me permettre de publier une très-belle observation relative au cancer de la rétine.

[illegible] plusieurs fois la situation de [illegible]

Paris, [illegible] la trouva toujours en pouvoir [illegible]

[illegible] nous avons [illegible] écritures faites au [illegible]

[illegible] M. [illegible]

[illegible] qui doit subir le [illegible]

[illegible] de [illegible]

[illegible]

[illegible]

ÉTUDE CLINIQUE

SUR LE

CANCER DE L'ŒIL

CHAPITRE PREMIER

Anatomie pathologique.

Toutes les productions morbides réfractaires aux agents thérapeutiques et récidivant après l'extirpation, doivent, avec juste raison, être considérées comme de véritables cancers. On a tort de réserver ce nom aux tumeurs qui seules présentent la cellule spécifique diti cancéreuse. Je ne conteste pas les services que la mecrographie peut rendre, mais je dis que, tout en nous révélant la constitution élémentaire d'un tissu, elle ne nous apprend rien sur le diagnostic des tumeurs.

L'observation clinique fait seule autorité en pareille matière ; elle nous démontre clairement que, pour être vrai cancer, un tissu n'a pas besoin de présenter la fameuse cellule. Du reste, en dehors de toute autre considération, ce qui me déciderait à regarder la cellule cancéreuse comme un caractère de peu d'importance, c'est précisément la définitition que donnent du cancer ceux qui prônent tant cet élément spécifique. Ainsi Lebert[1], dans son *Traité des maladies cancéreuses*, nous dit : « Le cancer de l'œil est comme le cancer de tout autre organe. Qu'il soit blanc, jaune ou noir ; qu'il soit sillonné de vaisseaux ou en apparence sans vascularité ; qu'il soit dur, mou ou élastique, toujours y trouvons-nous les mêmes caractères fâcheux : tendance à s'accroître, à envahir tous les tissus ambiants, à récidiver infailliblement après l'extirpation même la mieux faite ; tendance à la propagation d'abord irradiante, puis générale et infectante, etc. »

Je n'ai certes pas la prétention de juger l'opinion d'un homme tel que M. Lebert ; néanmoins, il m'est bien permis d'être étonné d'un pareil langage. Pour qu'on puisse me contester ce droit, il faut que les tumeurs où l'on rencontre l'élément spécifique dit cancereux, soient les seules à présenter les caractères que nous venons d'énumérer. Or journellement, dans les

[1] Traité des maladies cancéreuses.

hôpitaux, nous voyons les chirurgiens enlever des productions morbides qui récidivent, qui s'accroissent sans cesse, qui envahissent les tissus ambiants, et qui sont blanches, jaunes ou noires, sans toutefois présenter la cellule dite cancéreuse. Il ne faudrait pas croire que M. Lebert soit le seul à donner une pareille définition du cancer; tous ceux qui partagent ses idées n'ont jamais défini autrement la maladie qui nous occupe. Il serait bien difficile, en effet, de déterminer la tumeur cancéreuse sans le secours de phénomènes aussi importants, tels que la récidive, la tendance à s'accroître sans cesse, etc., phénomènes qui priment tout, qui dominent toute la pathologie du cancer. M. Maisonneuve[1], malgré toute sa bonne volonté pour rejeter une définition qu'il dit ancienne, s'exprime ainsi : «*La cause essentielle* de cette malignité spéciale des affections cancéreuses consiste dans la funeste propriété qu'elles ont de se reproduire. C'était autrefois sur cette particularité qu'on avait établi la définition du cancer. Nous avons repoussé comme insuffisante cette base de classification ; cependant, nous devons reconnaître que ce phénomène est un des plus importants de la maladie.»

M. Maisonneuve a raison de regarder ce phénomène comme un des plus importants ; je suis bien certain

[1] Leçons cliniques sur les affections cancéreuses. (Gaz. des hôpitaux, 1852, nos 4 et 3.)

que les chirurgiens, voyant arriver la récidive après l'extirpation d'une tumeur, doivent craindre que ce ne soit un vrai cancer. Nous trouverions bien vite des exemples pour justifier notre manière de voir ; telle est l'observation que je cite plus loin, en traitant du cancer de la conjonctive. La tumeur présentait tous les caractères microscopiques du tissu cancéreux, et cependant la récidive n'eut pas lieu. A l'époque où l'observation a été publiée, il y avait déjà quatorze ans que l'opération était faite ; on ne peut dire, par conséquent, qu'on s'est trop pressé pour certifier qu'il n'y a pas eu reproduction. D'un autre côté, des exemples nous prouvent que souvent le mal reparaît, même après l'opération la mieux faite, et lorsque le produit morbide ne présentait nullement les caractères microscopiques du tissu cancéreux ; les cas de ce genre ne sont pas rares. Il est donc préférable d'admettre ce que disait Bart [1], à propos d'une tumeur extirpée de la joue gauche d'un homme de 56 ans, que les uns disaient cancéreuse, les autres non cancéreuse : « Je ne crois pas, dit-il, que le cancer soit une maladie unique, c'est plutôt une maladie *sui generis*, mais constituée par des éléments multiples qui peuvent être isolés, ou bien se combiner de diverses façons, dont la variété est cause précisément des difficultés qu'on éprouve à se prononcer sur la nature des tumeurs de ce genre »

[1] Bull. de la Société anatomique, tom. XXI, pag. 237.

L'anatomie pathologique est certainement très-utile au médecin, mais il n'est pas moins curieux de voir dans quelles exagérations sont tombés parfois des hommes de talent qui, après avoir concentré tout leur esprit dans une pareille étude, ont voulu s'élever à des considérations générales : ainsi, pour expliquer pourquoi le cancer dévore le globe de l'œil chez l'enfant plus particulièrement, et épargne les autres portions du corps, Wardrop[1], ne considérant que les résultats de l'anatomie pathologique, tranche la question, en disant que la dégénérescence du globe de l'œil dans l'enfance ne constitue pas le cancer; que cette affection a bien l'aspect du cancer ordinaire, qu'elle est aussi funeste que le cancer, mais que ce n'est pas précisément le cancer.

Je n'insisterai pas davantage pour prouver que le diagnostic des tumeurs doit avoir pour base fondamentale l'observation clinique. Si je suis entré dans quelques détails à ce sujet, c'est afin d'expliquer pourquoi, dans mes observations, je donne le nom de cancer à des tumeurs qui, vues au microscope, ne présentent nullement la cellule spécifique dite cancéreuse.

Le cancer du globe oculaire peut être mou, c'est-à-dire encéphaloïde, ou bien présenter la dureté du

[1] *Observ. on fongus hematodes.* Edimburgh, 1809.

squirrhe. Ce dernier, quoique rare, n'existe pas moins; en voici un exemple fort remarquable :

« M. Bonnet[1] apporte un cancer de l'œil extirpé par M. Roux, à l'Hôtel-Dieu, sur un homme bien constitué, âgé de 45 ans. La sclérotique extérieurement est intacte et blanche; le volume de l'œil n'a pas augmenté. Tout l'intérieur du globe est rempli par une tumeur dure, adhérente à la sclérotique et faisant saillie sous forme de champignon à travers la cornée, qui est détruite; toutes les autres parties intérieures de l'œil ont disparu au milieu de cette masse. Le tissu de la tumeur présente la dureté et l'aspect aréolaire dus à des cloisons fibreuses entrelacées que l'on trouve dans le squirrhe, etc. »

Dans cette observation, la bonne constitution du malade a été notée, ce qui prouverait que le squirrhe de l'œil n'exerce pas une influence bien mauvaise sur l'économie. Certainement ce fait isolé ne suffit pas pour certifier une pareille chose; mais comme nous pensons que cela doit être ainsi, nous sommes bien aise de rencontrer cette particularité. Remarquons en outre que le malade dont il est question, est âgé de 45 ans. Le squirrhe, en effet, ne paraît se développer que chez les personnes avancées en âge; cette circonstance a été signalée par tout le monde. Une autre chose digne de remarque, c'est qu'ici, comme partout ailleurs, le squirrhe n'acquiert jamais de grandes di-

[1] Bull. de la Soc. anat., tom. XXI, pag. 73.

mensions, tandis que l'encéphaloïde, au contraire, arrive quelquefois à un volume énorme.

Enfin, une dernière particularité non moins importante, et qui a été notée depuis longtemps, c'est que le cancer de l'œil, soit intérieur, soit extérieur, a une grande tendance à devenir mélané, c'est-à-dire qu'il se complique souvent de mélanose. Ceci ne doit pas nous étonner, car il n'est pas surprenant qu'une tumeur se développant sur un point quelconque de l'œil, trouble la sécrétion pigmentaire, qui joue un rôle si important dans cet organe ; et la lésion de cette sécrétion se manifeste alors par la production exagérée du pigment, par la prolifération des cellules pigmentaires. Encore ici, cette complication paraît arriver moins souvent dans l'enfance. Nous avons parcouru un assez grand nombre d'observations relatives au cancer mélané, et nous avons remarqué que presque toujours les malades étaient d'un âge avancé. Dans plusieurs cas de ce genre que nous trouvons dans l'ouvrage de Mackenzie[1], les sujets sont âgés de 40 ans au moins. Dans les observations de mélanose que cite M. Pamard (d'Avignon), pour démontrer que cette maladie n'est pas toujours cancéreuse, l'âge des enfants ne figure jamais.

En dernier lieu, nous ferons observer que l'urine des malades atteints de cancer mélané offre des ca-

[1] Traité des maladies de l'œil.

ractères particuliers qui ont été mentionnés par les docteurs Liselt et Bolze. Cette urine devient noire, si on l'expose quelques heures à la lumière et à l'air; on peut encore obtenir cette coloration en versant de l'acide nitrique concentré ou de l'acide chromique dans l'urine récente.

La tumeur cancéreuse de l'œil ne présente pas une surface unie; peu après son apparition, alors qu'elle est encore réduite à de très petites dimensions, on voit se former des bosselures inégales qui deviennent de plus en plus apparentes.

La couleur de la production morbide varie beaucoup ; elle est jaune, grise, rouge ou noire, etc.

On a discuté longuement pour savoir quel était le point de départ habituel du cancer de l'œil, et il en est résulté un désaccord complet parmi ceux qui se sont occupés de cette question. Les uns, tels que Weller[1], Maunoir[2], Scarpa[3], etc.., pensent que le cancer débute toujours par la rétine, au voisinage du nerf optique, et c'est même à cause de cela que Weller nomme le cancer du globe oculaire *fongus medullaris*

[1] *Krankeiten der menschlichen Auges*, 3e édit. Berlin, 1826, pag. 398.

[2] Mémoire sur le fongus médullaire et hématode. Paris et Genève, 1820.

[3] Traité des principales maladies des yeux, trad. de l'italien par Fournier, Pescay et Bégin, tom. II. Paris, 1821, pag. 364.

retinæ. Mackenzie[1], Lebert[2] et beaucoup d'autres disent que le plus souvent le cancer prend naissance dans le nerf optique et dans la choroïde. Bauer[3] cite un grand nombre d'observations tirées principalement de l'ouvrage de Wardrop, qui prouvent que le cancer peut naître dans tous les tissus du globe oculaire. « Les faits que nous venons de rapporter, dit-il, ainsi que beaucoup d'autres concernant le développement primitif du fongus médullaire dans les différents tissus de l'œil, confirment aussi, pour cette maladie, la loi générale qui dit que l'organe visuel, dans lequel tous les tissus simples de l'organisme se reproduisent et se dessinent d'une manière plus prononcée, reproduit aussi avec une grande fidélité, mais dans une plus petite sphère, les différentes maladies que l'organisme entier nous présente dans une sphère plus vaste ; car nous sommes convaincu par de nombreuses recherches que le fongus médullaire peut naître dans tous les tissus de l'économie. »

Pour découvrir la vérité au milieu de toutes ces opinions diverses, nous avons procédé de la façon suivante : Lorsque, avant l'opération, les phénomènes apparents nous faisaient croire à un cancer de la rétine, par exemple, nous nous empressions de voir si les données fournies par l'anatomie pathologique confirmaient notre diagnostic, et toujours nous avons vu, dans le cas pré-

[1] *Loc. cit.* — [2] *Loc. cit.* — [3] Thèse de Paris, 183.

sent, que la membrane nerveuse seule était altérée. Nous arrivions au même résultat, aussi bien pour le cancer de la choroïde que pour celui du nerf optique. En outre, lorsque après l'apparition des symptômes nous révélant une tumeur cancéreuse de la rétine, survenaient d'autres phénomènes appartenant au cancer de la choroïde ou du nerf optique, la dissection de l'œil, après l'opération, nous montrait encore que la rétine avait complètement disparu, et que la choroïde ou le nerf optique, quelquefois tous les deux à la fois, subissaient la dégénérescence cancéreuse. De ces faits, nous devons conclure évidemment que, dans l'œil comme partout ailleurs, le cancer tend à se propager toujours dans le tissu où il prend naissance, et que les parties voisines ne sont envahies que plus tard, après la disparition complète du tissu primitivement atteint. De sorte qu'il est facile de reconnaître par la dissection dans quelle membrane le cancer a débuté, si toutefois le globe oculaire n'est pas entièrement détruit, si la lésion n'est pas très-étendue. On pourra donc affirmer que la tumeur cancéreuse a son point de départ dans la rétine, lorsqu'on retrouvera la choroïde en entier ou des portions de choroïde bien évidentes, tandis qu'on n'apercevra aucune trace de la membrane nerveuse; la structure des autres parties de l'œil n'étant pas non plus sensiblement modifiée. En procédant de cette manière, nous avons pu reconnaître clairement que le cancer avait presque toujours son point de départ : à l'extérieur, dans la conjonctive ; et à l'intérieur, dans la choroïde, dans la rétine ou dans l'extrémité intra-oculaire du nerf optique. Sans que nous puissions l'affirmer, nous avons pensé que dans quelques cas la tumeur cancéreuse s'était développée primitivement dans la sclérotique. Toutefois les faits de ce genre doivent être rares, puisque personne n'a encore tracé l'histoire du cancer qui a son point d'origine dans cette membrane. Tout récemment, M. Fano[1] a publié une observation prouvant que la lésion siégeait principalement dans l'iris. La nutrition de cette partie étant intimement liée à celle de la choroïde, il arrive assez souvent que l'affection se manifeste sur ces deux membranes à la fois. Nous avons un très-bel exemple de ce fait, dans l'observation qui fait suite au cancer de la choroïde. Enfin, nous n'avons jamais vu naître le cancer dans le corps vitré, ni dans le cristallin.

La diathèse cancéreuse se manifeste souvent sur la conjonctive oculaire, et de préférence chez les personnes avancées en âge. Au centre de la tumeur, on rencontre toujours l'organe de la vue. La cornée a disparu, et il ne reste plus que quelques minces lambeaux de l'iris. Les autres parties s'atrophient, mais il est toujours possible de les reconnaître. Le nerf optique est comprimé par la masse morbide ; sa lon-

[1] Union médicale, 18 mai 1865.

gueur est considérable et son calibre a diminué de beaucoup.

Le cancer de la choroïde est celui qui acquiert les plus grandes dimensions. Presque toujours cette membrane est altérée dans sa partie postérieure, quel que soit le point de départ de la tumeur. Plus souvent aussi que le cancer des autres membranes, celui de la choroïde est mélané.

Nous avons observé que dans le plus grand nombre de cas, le produit morbide avait débuté par la rétine; mais généralement, peu importe le siége primitif du mal, cette membrane est toujours altérée dans une plus ou moins grande étendue de sa surface. C'est probablement ce qui a fait dire à quelques auteurs que toujours le cancer prenait naissance dans la membrane nerveuse.

Lebert[1] a noté, avec juste raison, que, dans l'enfance, le cancer affectait une prédilection d'origine pour le nerf optique. Disons, en passant, que ce nerf, lorsque la tumeur se développe dans le fond de l'orbite, acquiert quelquefois une longueur prodigieuse, sans que pourtant la vision soit altérée; ainsi nous connaissons une observation[2] dans laquelle il est dit que le malade y voyait encore lorsque l'œil avait même dépassé l'aile du nez.

[1] *Loc. cit.*

[2] Bull. de la Soc. anat., tom. XII, pag. 69.

La sclérotique est sans contredit la membrane de l'œil qui résiste le plus à la dégénérescence ; on la retrouve toujours intacte au milieu des plus grands désordres ; ses fibres se dissocient, se déchirent, pour laisser passer le produit morbide. Dans quelques observations où il est dit que le siége primitif du mal était sur la sclérotique, le cas nous a paru douteux ; dans cette circonstance, en effet, le cancer aurait continué à se propager dans le même tissu ; mais au contraire on fait observer que la membrane fibreuse n'était altérée que sur un point de sa surface, et que même l'altération ne comprenait pas toute son épaisseur, ce qui prouve bien clairement que ce n'était pas là le point de départ.

Si le cancer respecte la sclérotique, il n'en est pas de même pour la mélanose. Généralement, lorsque le cancer est mélané, la texture de cette membrane est bien compromise, la marche de la tumeur est insolite, et l'irruption ne se fait plus comme dans l'autre cas. On voit poindre à la surface de la membrane fibreuse, des points noirâtres qui peu à peu deviennent de véritables plaques pigmentaires ; plus tard ces plaques s'ulcèrent, et la substance cancéreuse s'échappe au dehors par ces ouvertures ainsi formées. Leur nombre est variable ; souvent il ne s'en forme qu'une seule, d'autres fois plusieurs. On dirait vraiment que la mélanose trace la route que le cancer doit suivre.

Afin de donner plus de clarté à tout ce que nous

pouvons dire, dans notre dissertation, sur cette variété de cancer, nous croyons utile d'en donner l'exemple suivant, qui est fort remarquable :

« Le malade[1] avait 41 ans environ; la vue alla en diminuant peu à peu, et finit par se perdre complètement, etc., etc. A l'autopsie on trouve que la cornée est saine ; le cristallin a une couleur ambrée ; la sclérotique, dans le point qui correspond à la portion malaire de l'orbite, a été rompue par la tumeur. Dans le même point, cette membrane est séparée en deux lames entre lesquelles existe une petite quantité de substance noire. On ne trouve aucun reste distinct de l'iris, mais la choroïde est beaucoup plus vasculaire, et dans un point, cinq ou six fois plus épaisse qu'à l'état normal. Dans le lieu où la sclérotique s'est rompue, la choroïde se termine insensiblement en une substance blanchâtre, pulpeuse, faisant partie de la masse morbide. L'intérieur de l'œil est surtout occupé par une substance médullaire, teinte en différents endroits par la matière, d'un brun foncé. Le nerf optique a son volume ordinaire ; mais en examinant la section, on reconnaît qu'il offre une teinte noire, ressemblant exactement à celle de la tumeur de l'intérieur de l'œil, tandis que le névrilème paraît sain. On ne découvre aucun vestige de la rétine. Quelque temps après l'opération, le mal récidiva, et l'on trouva des cancers mélanés dans plusieurs organes : dans le foie, au-dessus des reins, etc., etc. »

Il n'est pas douteux que le cancer ait pris naissance dans la membrane nerveuse du globe oculaire ; tous

[1] Wardrop, *loc. cit.*

les phénomènes appartenant au cancer de la rétine que nous avons décrit plus loin, nous les retrouvons ici. Remarquons en outre avec quelle rapidité ont lieu l'infection et la généralisation. Il en est toujours ainsi lorsque la mélanose s'ajoute au cancer. Le malade est âgé de 41 ans ; c'est encore une particularité digne de remarque, et qui prouve que la mélanose n'a lieu d'ordinaire que chez les personnes avancées en âge. Nous voyons enfin les altérations qu'a subies la sclérotique, ce qui n'arrive jamais dans une autre variété de cancer.

Dans la tumeur cancéreuse qui se développe sur la choroïde, la cornée se flétrit, s'ulcère et disparaît complètement.

Dans le cancer de la rétine et dans celui du nerf optique, la cornée subit diverses altérations, devient opaque, etc., mais ne disparaît pas généralement.

L'iris subit une dégénérescence complète dans le cancer de la choroïde ; celui de la rétine en laisse d'ordinaire subsister quelques lambeaux. Enfin, dans le cancer du nerf optique, on trouve ce voile membraneux fortement rétracté sur lui-même, ayant l'aspect d'un cordon.

Le corps vitré, le cristallin et l'humeur aqueuse disparaissent le plus souvent et sont remplacés par le produit morbide; toutefois il n'est pas rare de trouver dans la substance même de la tumeur, l'appareil cristallinien réduit à un très-petit volume. Mackenzie[1] a remarqué que l'absorption des humeurs s'effectue en proportion de la compression exercée par le cancer; et dans le cas, dit-il, où celui ci se fait jour à travers la cornée, elles disparaissent tout à fait; c'est, en effet, ce qui arrive dans le cancer de la choroïde.

Les muscles de l'œil sont généralement conservés; ils sont bien quelquefois amincis, atrophiés, mais ils ne subissent pas facilement la dégénérescence cancéreuse.

La capsule de Thenon contracte quelquefois des adhérences nombreuses avec le cancer, lorsque celui-ci sort du globe oculaire par la partie postérieure de la sclérotique, et se développe dans le fond de l'orbite.

Les nerfs de la troisième, de la sixième paire et la branche ophthalmique de la cinquième, sont ordinairement respectés par le cancer.

Enfin, dans certains cas, lorsque la maladie est très avancée, l'inflammation s'empare des ganglions lymphatiques sous-maxillaires et pré-auriculaires, qui tout d'abord étaient tuméfiés; plus rarement ces ganglions subissent la dégénérescence.

[1] *Loc. cit.*

CHAPITRE II

Cancer intra-oculaire.

« La maladie[1] décrite par le professeur Burns sous la dénomination d'inflammation spongoïde, puis par M. Hey sous celle de fongus, et qui est aussi connue sous celle de cancer mou, de sarcome médullaire et de tumeur encéphaloïde, attaque assez fréquemment le globe de l'œil. Un cas de cette nature a été disséqué par Paw en 1597. La tumeur égalait le volume des deux poings, et s'accompagnait d'une autre tumeur située sur la partie latérale de la tête. Paw compare au cerveau la substance qui composait les tumeurs. On a publié, en 1767, un cas de cette affection, dans lequel l'œil fut extirpé par Hunter.

[1] Mackenzie; Traité des maladies de l'œil, trad. de Warlomont et Testelin, tom. II, pag. 277.

M. Ware, en 1800, considérant l'affection comme carcinomateuse, a publié une observation dans laquelle le mal occupait les deux yeux d'un enfant. M. Hey a exprimé l'opinion que le fongus hématode attaquait assez fréquemment l'œil, déterminait une augmentation de volume de cet organe, et détruisait l'organisation de ses parties internes ; que si l'on n'extirpait point l'œil, la sclérotique se déchirait ; qu'il s'écoulait une matière semblable à de la sanie sanguinolente, et que le malade était emporté par cette affection. M. Wardrop a démontré par de nombreuses dissections la parfaite exactitude de l'opinion de M. Hey. »

Nous avons cité tout au long ce passage de Mackenzie, afin de montrer que, depuis longtemps, le cancer de l'œil avait attiré l'attention des chirurgiens. Tout d'abord, il fut reconnu que la maladie cancéreuse, avec ses caractères cliniques propres, particuliers, essentiels, pouvait se manifester aussi bien dans l'œil que partout ailleurs, et son histoire fut celle de tous les autres cancers. On peut dire sans crainte que, jusqu'à nos jours, rien de nouveau n'a été ajouté à son étude, si ce n'est toutefois un nom particulier que chacun s'est plu à donner à la tumeur cancéreuse du globe oculaire. Ainsi, ce que nous nommons simplement cancer, a été appelé : par Maunoir, fongus médullaire ; par Laennec, dégénérescence cérébriforme ou encéphaloïde ; par Dupuytren, dégénérescence carcinomateuse ; Abernety emploie la dénomination de sarcome médullaire ou fongueux; Burns, celle de spongoïde inflammation; enfin Hey, Wardrop, etc., celle de fongus hématode.

L'anatomie pathologique avait révélé que toutes les parties de l'œil subissaient la dégénérescence, et dès-lors on pensait, avec juste raison, que le cancer pouvait avoir son point de départ dans toutes les membranes du globe oculaire. Jusqu'à la découverte de l'ophthalmoscope, c'est là tout ce que l'on savait sur la maladie qui nous occupe; et aujourd'hui, avec ce puissant moyen d'investigation, qui a révélé tant de faits nouveaux, on est très-étonné de voir régner le plus grand trouble dans cette question. Les uns prétendent que le cancer prend toujours naissance dans la rétine, les autres dans la choroïde, etc. De tout cela, il en est résulté deux choses : ou bien les faits appartenant au cancer du nerf optique ont été confondus avec ceux du cancer de la rétine et de la choroïde, et dans les descriptions diverses nous ne trouvons plus qu'un effroyable pêle-mêle de faits; ou bien encore, les uns ont fait l'histore de cette maladie d'après les phénomènes appartenant au cancer de la rétine, les autres d'après les phénomènes appartenant au cancer du nerf optique ou de la choroïde; et alors on croirait que chacune de ces descriptions se rattache à une maladie différente. Dans le *Traité des maladies des yeux* de M. Desmarres, nous trouvons: « L'iris, qui ne présente aucune décoloration, a conservé toute sa mobilité, ce que n'admet pas M. Mackenzie, probablement parce qu'il commence l'étude de l'encéphaloïde à un degré plus avancé. » Nous pensons qu'il existe entre ces deux observateurs distingués, non pas une contradiction flagrante, mais tout simplement un malentendu. Si M. Mackenzie n'admet pas que l'iris conserve sa mobilité et sa coloration normales, c'est qu'il a basé l'histoire du cancer de l'œil, au moins pour ce qui regarde l'iris, sur le cancer du nerf optique, ou de la choroïde, qu'il a, dit-il, observé très-souvent; tandis que M. Desmarres décrit plutôt le cancer de la rétine. Cela fait que tous les deux ont raison. En somme, lorsqu'on examine un cancer de l'œil tout à fait au commencement, on hésite pour poser le diagnostic, et pendant ce temps la maladie fait des progrès ; l'opération a lieu trop tard, et le résultat est toujours mauvais. Nous verrons, dans la suite, combien il faut se hâter lorsque le mal prend naissance dans la portion intra-oculaire du nerf optique, et nous comprendrons ainsi qu'il est très-utile de connaître le point d'origine du cancer.

Nous allons tracer à grands traits l'histoire de la maladie qui nous occupe. Nous décrirons en même temps certains phénomènes qui, suivant le point d'origine, se révèlent d'une façon toute différente; puis, dans les chapitres suivants, nous reprendrons chaque cancer en particulier, afin de faire mieux connaître les caractères propres à chacun d'eux.

Lebert prétend que la maladie varie en moyenne, pour la première période, de un à deux ans; toutefois il ajoute qu'elle peut se prolonger pendant trois ans et au-delà. Les deux autres périodes, dit-il, oscillent en moyenne entre six mois et un an.

Il est certain cependant que la marche de la maladie est bien différente, suivant qu'il s'agit de telle ou telle autre variété. Le squirrhe marche avec une lenteur extrême. L'encéphaloïde se développe, au contraire, avec une très-grande rapidité. Enfin, le cancer mélané parcourt ses périodes beaucoup plus rapidement; car, dit Lawrence, il ne met que sept à huit mois pour arriver au terme fatal.

L'enfance paraît être l'âge de prédilection pour le cancer intra-oculaire.

Wardrop cite vingt-quatre cas du cancer de l'œil, parmi lesquels vingt ont été vus sur des sujets âgés de moins de 12 ans. Parmi les malades que Desault a traités d'un cancer du globe oculaire, le tiers environ avait 10 ans. Lebert dit encore que le même cancer est fréquent, surtout chez les enfants. Desmarres a observé souvent le cancer de l'œil, mais plus souvent vers la deuxième ou la troisième année, et entre la dixième ou la quinzième année. Tous ces relevés nous prouvent, en effet, que chez les enfants la diathèse cancéreuse se manifeste presque toujours sur le globe oculaire. En outre, nos recherches nous permettent d'affirmer que cette même diathèse se manifeste chez le fœtus, sur l'œil comme sur tout autre organe indifféremment ; faits bien étranges, et que je me contente de signaler ici.

Quoi qu'il en soit, l'évolution de la tumeur cancéreuse qui se développe dans l'œil, offre deux périodes parfaitement distinctes.

Dans la première période, pour assister aux diverses transformations du cancer, pour suivre son développement, il faut regarder le fond de l'œil avec tous les moyens d'investigation que nous avons à notre service : à la lumière directe, à la lumière réfléchie, avec une forte loupe, et enfin avec l'ophthalmoscope; il faut varier la distance à laquelle on regarde, faire changer la direction des rayons lumineux. Mais cela ne suffit pas ; on doit voir encore si le malade perçoit les phosphènes, et tenir compte des phénomènes inflammatoires qui peuvent survenir. En dernier lieu, il faut observer les modifications nombreuses que l'œil subit dans sa forme, dans son volume et dans sa position.

On comprend d'avance tout le soin que nous mettrons à bien décrire cette période. Diagnostiquer un cancer de l'œil, dans les commencements de son évolution, n'est pas chose facile. De grands praticiens sont tombés dans de profondes erreurs ; ainsi, on en a vu comme Caron-de-Villards [1], qui l'avoue lui-même, prendre le cancer pour une cataracte, et l'opérer par abaissement.

Lorsque le cancer prend naissance dans la choroïde, il est précédé extérieurement par des symptômes inflammatoires très-marqués. La conjonctive est rouge, et ses vaisseaux sont beaucoup plus dilatés qu'à l'état normal. La sclérotique n'a plus sa blancheur naturelle; elle prend une teinte jaune brunâtre, terreuse; il survient du larmoiement. L'iris perd sa couleur ordinaire; très-souvent à sa surface on voit poindre de petites taches, ou plutôt des grains foncés, bruns et noirs même, qui ne sont autre chose qu'un dépôt de matière pigmentaire. La pupille se dilate, elle devient immobile, irrégulière. En même temps, le malade est tourmenté par des douleurs, légères d'abord, et qui vont toujours en augmentant; il ressent dans son œil une sensation de chaleur et une démangeaison insupportables.

Remarquons que tout cet appareil symptomatique se montre, sans que pourtant le malade ait perdu la faculté de voir. Nous verrons qu'il n'en est pas toujours ainsi.

Lorsque le cancer a son point de départ dans la rétine, le trouble de la vue est le premier symptôme

[1] Journal complémentaire des sciences médicales, tom. XLIV, pag. 6. Paris, 1832.

qui apparaît. L'œil est sensible à la lumière. La cornée est entièrement limpide, claire. L'iris ne présente aucune décoloration et conserve toute sa mobilité. La sclérotique n'est altérée en rien. La conjonctive oculaire n'est pas sensiblement modifiée ; seulement quelques vaisseaux sanguins sont un peu plus développés que dans l'état normal. Le malade ne ressent aucune douleur, ni péri-orbitaire, ni frontale. Il survient de l'hémiopie. Tout autour de la sclérotique, au point de jonction de celle-ci avec la cornée, se dessine un cercle bleuâtre qui augmente à mesure que le cancer se développe. Plus tard on remarque un point d'arrêt dans le développement de la tumeur, et alors apparaissent d'autres phénomènes que nous avons fait connaître, en parlant du cancer de la choroïde. En même temps on aperçoit un commencement d'ophthalmie; nous verrons dans la suite à quoi cela tient.

A cette époque, si l'on voit le malade pour la première fois, on est fort embarrassé pour dire dans quelle membrane le cancer a pris naissance ; néanmoins on peut supposer que ce n'est pas dans la portion intra-oculaire du nerf optique. Les renseignements que donnent d'ordinaire les malades pourraient bien faire présumer le point d'origine, mais nous savons que généralement ils ne s'observent pas très-bien. Il faut donc attendre, voir si la tumeur augmente ou reste stationnaire, si l'exophthalmie se produit en même temps que le développement du cancer a lieu dans l'intérieur de l'œil.

Lorsque le cancer prend naissance dans la portion intra-oculaire du nerf optique, très-promptement et dès le début, le sujet perd la faculté de voir. — La pupille est très-dilatée, mais régulière. Aucun phénomène inflammatoire ne se montre extérieurement. Le malade ne ressent aucune douleur. L'exophthalmie se produit tout à fait dès le commencement, bien qu'elle demeure longtemps peu marquée. Les phénomènes inflammatoires n'arrivent que très-tard, lorsque seulement les autres membranes internes de l'œil subissent la dégénérescence. Enfin, avant l'apparition de tous ces symptômes, avant même que l'exophthalmie soit bien prononcée, on voit souvent arriver les accidents du côté du cerveau, tels que la somnolence, l'assoupissement, les maux de tête, etc., et la plupart des cancéreux meurent dans le coma ou dans des convulsions violentes.

En regardant dans l'intérieur du globe oculaire, nous voyons que le fond de l'œil est trouble, nuageux, et la distance à laquelle on aperçoit le nuage nous prouve que la lésion est placée au-delà du cristallin et du corps vitré. Mais en outre, suivant le point où le cancer se sera développé, nous avons remarqué que la teinte variait sensiblement.

Si le point de départ du cancer est sur la choroïde,

le fond de l'œil présente une coloration jaunâtre plus ou moins foncée.

Si la tumeur débute par la rétine, le fond de l'œil est d'un aspect blanc-grisâtre.

Enfin, le cancer du nerf optique se révèle par une coloration blanche, quelquefois brillante.

La coloration jaunâtre est plus marquée par côté; on l'aperçoit beaucoup mieux en regardant obliquement.

La teinte grise est plus uniforme et s'aperçoit sans peine dans tous les sens.

Au contraire, la coloration blanchâtre est souvent diffuse, moins bien prononcée que les autres ; elle n'est pas aussi uniformément répandue et n'occupe pas tout l'espace pupillaire ; elle paraît aussi plus profondément située.

Mais en même temps il se produit un phénomène étrange : la lumière réfléchie par le fond de l'œil donne à ce dernier l'aspect d'un œil de chat ou de mouton. Beer, frappé de ce phénomène, lui donna le nom de chat amaurotique. Le cancer qui prend naissance sur la papille du nerf optique produit parfois un éclat tel que Makenzie n'a pas craint de le comparer au reflet brillant d'une lame concave d'argent. Ces différents aspects du fond de l'œil n'ont une importance réelle que tout à fait au début de la maladie. Plus tard, lorsque le mal est trop avancé, que la production morbide a acquis un certain développement, quel que soit le point où le cancer ait pris naissance, ces phénomènes se produisent de la même manière, avec la même intensité. Mais si l'on examine le malade assez à temps, on trouve une très-grande différence dans la manifestation de ces symptômes; différence qui peut nous révéler, jusqu'à un certain point, sur quelle membrane interne le cancer s'est développé.

Ce qui fait que la distinction dont nous parlons a échappé même aux regards des meilleurs observateurs, c'est que presque jamais les malades ne se montrent à leur médecin au début de la maladie; ils ne vont le trouver que longtemps après l'invasion, lorsque le mal a déjà fait de grands progrès, et c'est ainsi que les premiers phénomènes objectifs échappent complètement; les phénomènes subjectifs seuls, encore souvent mal interprétés, peuvent être connus.

Nous attachons aussi une très-grande importance à la manière dont le malade perd la faculté de voir. La perte de la vue, si elle n'est pas instantanée, est au moins rapide lorsque le cancer débute par le nerf optique, et cela avant l'apparition de tout autre symptôme. Lorsque la rétine est le point de départ, la vue se conserve trouble plus ou moins longtemps, suivant que la maladie met plus de temps à se développer. Il y a de l'amblyopie, de l'hémiopie; le malade est obligé, pour regarder les objets, de donner à son œil certaines positions et certaines directions anormales. La vue reste encore partiellement, jusqu'à ce que la rétine soit complètement désorganisée par l'envahissement de la production morbide. On comprend en effet que, parmi les rayons lumineux partant d'un même objet, l'œil atteint de cancer perçoive seulement ceux qui vont frapper la rétine aux endroits où elle est saine.

Lorsque le cancer débute par la choroïde, les choses se passent tout différemment. La tumeur cancéreuse acquiert de grandes dimensions, sans que pourtant la faculté visuelle soit complètement abolie. L'accommodation des yeux n'existe plus, et il survient un phénomène que les auteurs ont noté, sans toutefois l'expliquer, le strabisme. Bien après l'invasion du cancer, la rétine et le nerf optique participent à la dégénérescence, et alors seulement la vue se perd tout à fait, ou bien, sans subir la dégénérescence cancéreuse, ces parties sont désorganisées et perdent complètement leur faculté. Ce que nous avançons se trouve justifié par une observation très-remarquable de Wardrop [1]. Le fongus avait déjà acquis des proportions considérables, puisque l'espace situé derrière l'iris, presque tout entier, était comblé par lui, et cependant le malade conserva la faculté visuelle jusqu'au dernier moment. Évidemment le cancer ne s'était pas développé dans la partie nerveuse.

[1] *Edinburgh medical and surgical Journal*, 1810, pag. 209.

La seconde période commence lorsque le cancer, après s'être développé dans l'œil, a rompu l'enveloppe extérieure de cet organe, et s'accroît au dehors du globe oculaire. Généralement le produit morbide sort par deux points opposés : 1° par la partie antérieure ; 2° par la partie postérieure. A la partie antérieure, l'irruption se fait par la cornée; postérieurement, elle peut avoir lieu par deux points différents ; tantôt le nerf optique participe à la dégénérescence, et alors le cancer se propage ainsi au dehors, après avoir commencé primitivement dans l'intérieur de l'œil, et cela sans que les membranes extérieures soient rompues; d'autres fois, le cancer rompt les membranes du globe oculaire sur le pourtour du nerf optique, ou tout au moins sur un des points de ce pourtour, et s'échappe ainsi dans l'orbite. Le nerf optique alors, sans participer à la dégénérescence, se trouve enveloppé entièrement par la tumeur, et plus tard la dissection nous le montre tout à fait intact et simplement diminué de volume. Enfin, il peut se faire que le cancer s'échappe à la fois et par le nerf optique et par la sclérotique, sur le pourtour de ce nerf. Ces distinctions sont fort utiles, car, suivant le point par où sortira le cancer, des symptômes différents apparaîtront, le pronostic sera plus ou moins mauvais, le diagnostic plus ou moins facile, et la manière d'opérer devra aussi varier suivant le cas.

Le produit morbide, il est vrai, peut bien s'échapper par d'autres points, mais alors il faut que toutes les membranes de l'œil participent à la dégénérescence cancéreuse, et que leurs fibres ne soient pas seulement dissociées, rompues. Or, nous savons que la sclérotique résiste presque toujours, ne s'altère pas facilement, sauf dans le cas où il y a mélanose en même temps que cancer. N'est-il pas rationnel par conséquent qu'une tumeur développée dans l'œil s'échappe par le point qui offrira le moins de résistance ?

Le cancer qui prend naissance dans la choroïde acquiert de très-grandes dimensions dans l'intérieur du globe oculaire, et sort par la cornée, qui se flétrit, s'ulcère, etc. Quelquefois il rompt les fibres postérieures de la sclérotique, avant même sa sortie par la cornée, mais toujours il ne tarde pas à s'échapper par la partie antérieure.

Lorsque la rétine est le point de départ de la tumeur, celle-ci acquiert encore intérieurement d'assez grandes dimensions, moindres pourtant que celles du cancer de la choroïde ; puis elle s'échappe par la partie postérieure, soit à travers le nerf optique, soit à travers les fibres de la sclérotique, presque toujours par ces deux points à la fois. Plus tard le cancer peut sortir par la partie antérieure, mais à cette époque la choroïde a subi presque en entier la dégénérescence, et l'exophthalmie est déjà très-prononcée.

Le cancer qui débute par la portion intra-oculaire du nerf optique proémine très-peu dans l'intérieur de l'œil. Il distend fortement la gaîne fibreuse de ce nerf et se propage jusqu'au cerveau, à la base duquel il forme quelquefois des tumeurs considérables.

On a remarqué que la tumeur cancéreuse intra-oculaire, après avoir acquis un certain volume, paraît rester stationnaire, et quelquefois aussi semble rétrograder. Nos recherches faites dans le domaine de l'anatomie pathologique, nous permettent d'affirmer que, dans cette rétrogradation et dans ce moment d'arrêt, tout n'est qu'illusion. Nous avons vu que le cancer de la choroïde arrivait à de très-grandes dimensions dans l'intérieur du globe oculaire; en ce moment, il distend fortement la sclérotique, et, si la cornée résiste, les fibres postérieures de l'enveloppe externe finissent par céder; le cancer fuse alors subitement dans le fond de l'orbite, et paraît diminuer.

La tumeur cancéreuse de la rétine sort bien aussi par la partie postérieure, mais non pas tout à coup, comme le cancer de la choroïde. Le produit morbide envahit le nerf optique et la portion de la choroïde qui avoisine ce nerf, se propage dans la gaîne de ce dernier, et dissocie les fibres de la sclérotique. C'est ainsi que le cancer de la membrane nerveuse arrive dans le fond de l'orbite, où il se développe lentement. On dirait que la tumeur intra-oculaire ne s'accroît plus; mais nous avons remarqué que le moment où l'exophthalmie commence, coïncide parfaitement avec ce point d'arrêt.

Le cancer du nerf optique n'envahit pas toujours la rétine. Après avoir pris un certain développement dans l'intérieur de l'œil, il paraît aussi ne plus augmenter ; mais il ne faut pas s'y méprendre : bientôt les accidents cérébraux annoncent au chirurgien que désormais il lui est impossible d'atteindre le mal.

Nous avons parlé de l'exophthalmie qui se produit lorsque la masse cancéreuse intra-oculaire sort par la partie postérieure. Ce phénomène, très-marqué dans le cancer de la rétine, est peu accentué dans le cancer du nerf optique, et beaucoup moins encore dans celui de la choroïde.

La tumeur cancéreuse de la membrane vasculaire augmente le volume de l'œil, le déforme ; et, bien qu'il s'échappe quelquefois par la partie postérieure, c'est toujours en avant qu'il se développe, de sorte que l'exophthalmie n'est jamais considérable.

Le cancer de la rétine et celui du nerf optique s'étendent aussi vers le fond de l'orbite, mais non pas de la même manière. Celui de la rétine, nous l'avons dit plus haut, éparpille les fibres du nerf optique, qui parfois subissent la dégénérescence, déchire la membrane qui enveloppe ce nerf, rompt les fibres de la sclérotique, et forme dans le fond de la cavité orbitaire une tumeur qui, en augmentant, tend à chasser l'œil. Le cancer du nerf optique ne sort pas généralement de la gaîne même de ce nerf ; il ne prend donc jamais une grande extension dans l'intérieur de l'orbite, et cela pour deux raisons : d'abord, le cancer qui naît dans le tissu nerveux tend, par cela même, à se propager dans ce tissu; en outre, l'enveloppe du nerf, quoique pouvant subir une extension considérable, gêne pourtant le développement de la tumeur, et lui empêche ainsi d'atteindre dans la cavité orbitaire un trop grand volume. Nous le voyons, deux grands phénomènes dominent la seconde période : en premier lieu l'exophthalmie, en second lieu les accidents cérébraux. Nous croyons utile de résumer ce qui est relatif à ces symptômes, afin de faire mieux comprendre comment ils se révèlent, suivant le point de départ du mal.

1° Le cancer de la choroïde ne produit l'exophthalmie que très-tard, souvent pas du tout, et toujours après avoir atteint de grandes dimensions.

2° Dans le cancer de la rétine, l'exophthalmie est très-considérable et se produit après que la tumeur a acquis un certain développement dans l'intérieur du globe oculaire.

3° L'exophthalmie, relativement moins marquée dans le cancer du nerf optique, a lieu au début même de la maladie, et lorsque la tumeur intra-oculaire ne s'est pas encore beaucoup développée.

4° Le cancer de la choroïde ne détermine presque jamais des accidents du côté du cerveau. Avant leur apparition, la tumeur prend des dimensions énormes, les tissus ambiants subissent la dégénérescence, et les malades meurent dans le marasme.

5° Le cancer de la rétine ne détermine que tard des accidents cérébraux, après avoir acquis un assez grand volume dans le fond de l'orbite.

6° Les accidents cérébraux arrivent promptement, dans le cancer du nerf optique. L'exophthalmie est peu prononcée, la tumeur intra-oculaire est peu développée, et déjà l'apparition de ces accidents a lieu.

Disons, en terminant ce chapitre, que le pronostic est aussi mauvais pour le cancer de l'œil que pour le cancer de tout autre organe. Il est certain toutefois que l'enfance est traitée moins mal par la maladie.

Le cancer compliqué de mélanose est du plus fâcheux augure ; toujours, dans ce cas, nous avons noté une grande rapidité de propagation et une terminaison promptement funeste. Les symptômes cérébraux annoncent aussi que le malade ne tardera pas à succomber, avant même que la tumeur ait pris un grand développement, et lorsque les forces sont encore en bon état.

---

§ I.

Cancer de la choroïde.

Le cancer de la choroïde prend naissance dans la partie antérieure de cette membrane, plutôt que dans sa partie postérieure. Il ne paraît pas très-profondément situé, et se présente sous la forme d'une petite tumeur à convexité antérieure, onduleuse, mal délimitée ; sa surface est parcourue par un grand nombre de vaisseaux sanguins, dont les uns, plus gros, sont recouverts en partie par d'autres vaisseaux plus fins, plus déliés.

Si l'on suit avec soin une seule des ramifications superficielles, on aboutit toujours à un tronc d'origine, et l'œil de l'observateur est conduit assez facilement jusqu'à la papille du nerf optique. Il est facile d'arriver encore au même résultat de la façon suivante : en partant de la masse nerveuse papillaire, on accompagne un des vaisseaux qui en émanent, et on remarque alors que celui ci subit diverses ondulations, s'incurve souvent et parcourt, en se ramifiant de plus en plus, la surface de la tumeur, dont il dépasse quelquefois les limites. D'un autre côté, en suivant un des vaisseaux plus profondément situés, un de ceux qui sont d'un plus gros calibre, on fait d'inutiles efforts pour aboutir à un tronc d'origine ; on le perd vite ; il est impossible de pouvoir le séparer de tous les autres, et on n'arrive jamais à la papille. Cette différence dans la distribution et dans le parcours des vaisseaux que nous avons suivis, nous indique clairement que la lésion est située au-dessous de la membrane nerveuse.

A mesure que la tumeur se développe, elle change d'aspect ; sa surface, qui était onduleuse, devient bosselée ; sa coloration, qui était jaune partout, devient grisâtre et rougeâtre sur divers points. En même temps, le corps vitré et le cristallin comprimés, viennent se loger dans la chambre postérieure ; le premier se résorbe et se trouve bientôt remplacé par la substance cancéreuse ; le cristallin diminue de volume, mais le plus souvent disparaît au milieu du produit morbide, enveloppé par lui ; et plus tard, dans la dissection de l'œil, on le retrouve atrophié. La chambre antérieure se remplit de pus, et la tumeur vient buter contre les derniers vestiges de l'iris, qui sont chassés au-devant d'elle. La cornée perd son poli, devient opaque, et s'incurve davantage.

Tandis que le globe oculaire subit ces modifications diverses, les phénomènes inflammatoires extérieurs arrivent à un degré d'intensité très-considérable. La conjonctive est boursoufflée ; sa surface, où se sont développés un très-grand nombre de vaisseaux sanguins, prend une teinte rougeâtre et laisse suinter continuellement un liquide sanieux. Les paupières se tendent, se tuméfient; elles ont un aspect livide, et la tuméfaction s'étend même au-delà de leurs limites. Le malade ressent dans son œil une chaleur excessive, une douleur sourde, gravative, continue, qui parfois s'exaspère, s'irradie au front, à la tête, à toute la face, jusqu'au cou même! douleur qui souvent devient atroce et prive le pauvre malade de tout repos.

Le volume de l'œil a augmenté considérablement. Cet organe, très-distendu, soulève les paupières, qui ne peuvent plus se réunir, et la surface oculaire, rouge, livide, n'étant plus protégée contre les influences extérieures, s'ulcère et se recouvre de croûtes qui ont un mauvais aspect.

A cette époque, la marche de la tumeur est plus rapide. Bientôt nous verrons se dérouler une série de phénomènes nouveaux appartenant à la seconde période.

A la surface de la cornée, et plus particulièrement sur les limites de cette membrane, certains points, après s'être amincis, se rompent, d'autres s'ulcèrent, et à travers eux fuse une petite quantité de substance cancéreuse. Enfin, toutes ces ouvertures étroites s'élargissent, se confondent, et le cancer fait irruption au dehors, en rompant les faibles digues qui ne peuvent plus s'opposer au débordement. Au même instant s'écoule une quantité plus ou moins considérable d'un liquide séro-sanguinolent; la tension de l'œil cesse spontanément ; la douleur disparaît aussi, et le malade, qui ressent alors un soulagement marqué, peut se livrer au sommeil. Mais ce calme n'est pas de longue durée. Le cancer s'étend toujours, augmente sans cesse ; les douleurs reparaissent, les parties voisines sont envahies, subissent la dégénérescence ; les veines sous-cutanées sont gonflées, noueuses ; les ganglions lymphatiques s'engorgent. La tumeur acquiert des dimensions considérables; son volume arrive parfois à celui de la tête d'un enfant ; elle devient fongueuse, s'ulcère et laisse suinter une sanie fétide. Sa teinte n'est plus uniforme ; dans certains points, elle est d'un rouge terne, livide ; dans d'autres, elle est d'un rouge foncé, jaunâtre, etc. En même temps, l'état général s'aggrave, les forces diminuent de plus en plus, et bientôt le malade meurt dans cet état particulier de marasme qu'on nomme cachexie cancéreuse.

Telle est la marche ordinaire du cancer qui prend naissance dans la choroïde. Mais, comme nous l'avons déjà dit, cette marche n'est pas toujours aussi régulière ; quelquefois le cancer fuse par la partie postérieure à travers la sclérotique. Nous venons de voir que le produit morbide envahissait la chambre postérieure, puis la chambre antérieure, et enfin venait buter contre la cornée, qui s'opposait à son débordement. Cette membrane résiste en effet, et, pour qu'elle cède, il faut que sa texture subisse certaines altérations capables de diminuer sa résistance, tandis que la force d'expansion de la tumeur augmente. Mais cette force d'expansion s'exerce sur toute la surface intérieure de l'œil, et le travail morbide, qui consiste à altérer la texture de la cornée, peut s'effectuer lentement et même ne pas se faire du tout. Dans ces conditions, il peut parfaitement arriver que la matière cancéreuse s'échappe par tout autre point, et ce sera précisément là où la sclérotique offrira le moins de résistance, où sa consistance sera plus faible; et nous savons que tout autour du nerf optique cette membrane est plus mince que partout ailleurs. Une autre circonstance qui fait que le cancer s'échappe toujours par une des deux extrémités ou par les deux à la fois, est celle-ci : supposons que la consistance de l'enveloppe extérieure de l'œil, formée par la sclérotique et la cornée, soit la même sur tous les points. La force d'expansion s'exerce uniformément partout; et, d'un autre côté, la résistance de l'enveloppe diminue à mesure que cette force augmente, c'est-à-dire, à mesure que la distension de l'enveloppe augmente. Or, il arrive un certain moment où la sclérotique,—qui en se distendant a refoulé les tissus de l'intérieur de l'orbite,— se trouve préservée sur une grande étendue de sa surface par les parois osseuses de cette cavité, et alors ne peut plus être distendue que dans les points qui ne sont pas protégés par ces mêmes parois ; ces points sont précisément les deux extrémités du diamètre antéro-postérieur de l'œil. Si maintenant nous poussions plus loin, nous verrions que, pour les mêmes raisons, la portion antérieure de l'enveloppe extérieure du globe oculaire doit céder plus promptement que la portion postérieure de cette même enveloppe, quoique pourtant la consistance de la première soit beaucoup plus grande, et par conséquent la résistance soit plus considérable.

De ce que le cancer fuse en arrière dans le fond de l'orbite, il doit survenir d'autres phénomènes. La tumeur, en effet, paraît avoir diminué de volume. La douleur, les symptômes inflammatoires, etc., sont les mêmes que dans l'autre cas; mais en même temps on voit l'exophthalmie se produire, et toutefois, avant qu'elle ne soit bien marquée, le cancer s'échappe encore au dehors par la partie antérieure. Dès ce moment, les choses se passent comme nous l'avons déjà dit. Ce qui différencie donc le second cas du premier, c'est l'instant d'arrêt qui se manifeste dans le développement antérieur de la tumeur, et l'exophthalmie qui se produit en même temps.

Première observation[1].

Cancer de la choroïde et de l'iris.

Un homme de 48 ans est entré le 9 mars 1852, dans le service de M. Velpeau.

Ce malade est venu à l'hôpital pour être traité d'un cancer de l'œil. Son père est mort d'apoplexie, à l'âge

[1] Bull. de la Soc. anat. de Paris, tom. XXVII, pag. 306.

de 77 ans; sa mère est morte à 82 ans, sans avoir jamais eu de maladie.

Le début de la maladie actuelle remonte seulement au mois de janvier 1851. Le malade rapporte son affection aux variations de température qu'il a subies dans son état. Il s'aperçut que son œil gauche était le siége d'une légère douleur lancinante, comme si cette douleur partait du fond de l'orbite. — Larmoiement et un peu de trouble dans la vision. Ces symptômes persistèrent jusqu'au mois d'octobre, époque à laquelle ils ont augmenté d'intensité. Les douleurs devinrent d'abord plus fréquentes, plus lancinantes, et s'irradièrent davantage dans l'intérieur du crâne. Larmoiement plus considérable; photophobie; les objets n'étaient presque plus distingués; l'œil était devenu rouge, et il y avait sécrétion d'une matière purulente.

Du reste, point de douleurs de tête dans aucune région, point de vomissements, point de délire, etc.

État actuel. — Sauf l'affection de l'œil gauche, toutes les fonctions du malade s'exécutent très-régulièrement.

Le globe oculaire, dans son ensemble, n'a pas augmenté de volume et ne présente pas de bosselures; l'œil est rouge, larmoyant, entièrement insensible à la lumière; la vision est complètement abolie. La conjonctive est d'une couleur rouge sale, sillonnée dans toute sa portion oculaire par des pinceaux de vaisseaux variqueux, qui suivent une marche tortueuse jusqu'à la circonférence de la cornée, où ils se perdent, les uns sur les petites tumeurs qui la bordent, les autres sur la surface de cette membrane.

La sclérotique paraît saine. La teinte rouge sale qu'on remarque paraît dépendre de l'engorgement des vaisseaux de la conjonctive.

Cornée. — La circonférence de la cornée est entourée d'une auréole noire avec un reflet légèrement bleuâtre ; tout autour on voit de petites tumeurs de même couleur, allongées, dures et globuleuses, qui présentent le volume d'un grain de chènevis et empiètent, par leur partie interne, sur la circonférence de la cornée. Les tumeurs ont toujours causé la sensation de corps étrangers ; la cornée, du reste, est assez transparente.

Iris. — L'iris est d'une couleur noire ; sa grande circonférence est cachée par l'auréole de la cornée et semble un peu projetée en avant.

La pupille est dilatée, ovalaire, et dirigée de haut en bas et de dehors en dedans, avec immobilité complète.

Le fond de l'œil offre une teinte noire générale très-prononcée ; on ne voit aucune saillie, et la coloration est uniforme ; cependant, si on observe à l'aide d'une bougie, on voit, vers la partie interne de la pupille, une tache profonde, irrégulière, qui cache à peine le tiers du champ de cette ouverture ; cette tache est d'une couleur jaunâtre qui tranche assez bien sur le fond noir de l'œil.

L'œil droit est parfaitement sain.

En résumé, chez notre malade nous avons des phénomènes inflammatoires extérieurs ; une tache jaunâtre, signalée plus haut, dans le fond de l'œil ; la coloration noire de l'œil, la pupille déformée, l'absence de la vision, des douleurs vives et des bosselures autour de la cornée.

Examen de la pièce anatomique. — Le globe oculaire a son volume et sa forme normales ; les petites tumeurs du pourtour de la cornée sont plus saillantes en dehors qu'en dedans ; à la partie supérieure, existe seulement une espèce de pointillé ; en bas, une coloration bleuâtre. Les petites tumeurs correspondent au grand cercle de l'iris et font saillie dans l'intérieur du globe oculaire, en arrière de l'iris, ainsi qu'on peut s'en convaincre quand on a pratiqué la section verticale de la sclérotique. On en remarque une, surtout, de la grosseur d'un cristallin normal, située en dedans et légèrement chagrinée à sa surface.

La cornée, restée transparente, présente un aspect fenêtré.

Le cristallin est un peu opaque et a légèrement augmenté de volume.

L'humeur vitrée nous a paru un peu diffluente.

La choroïde est épaissie et jaunâtre à sa partie postérieure, supérieure et interne ; c'est cette tache jaunâtre que l'on apercevait à l'aide d'une bougie, quand l'œil était encore dans l'orbite.

Examinées au microscope, les petites tumeurs ne laissent aucun doute sur leur nature cancéreuse.

Des cellules et des noyaux cancéreux étaient partout mêlés aux granules de pigment, qui, soit à l'état libre, en dehors des cellules cancéreuses, soit ramassés dans leur intérieur, donnaient à la tumeur une forme mélanique.

§ II.

Cancer de la rétine.

Lorsque le cancer prend naissance dans la rétine, la vue, avons-nous dit, est troublée avant l'apparition de tout autre phénomène ; elle diminue peu à peu, et pendant ce temps il survient de la photophobie, du larmoiement, de l'hémiopie. Ces symptômes n'apparaissent pas tous simultanément ; quelques-uns même ne se montrent pas du tout. Le fond de l'œil, sur un point plus particulièrement, présente une teinte grisâtre. L'iris n'est ni déformé ni décoloré, et conserve assez longtemps toute sa mobilité. La pupille, souvent plus rétrécie qu'à l'état normal, se dilate d'ordinaire lorsque la vue est complètement abolie. Aucun phénomène inflammatoire ne révèle extérieurement la terrible maladie qui prend naissance au fond de l'œil.

Le cancer de la rétine débute presque toujours vers l'extrémité interne du diamètre antéro postérieur du globe oculaire; il résulte de là qu'on aperçoit le point de départ du mal beaucoup mieux que dans le cancer de la choroïde et du nerf optique. La réflexion particulière de la lumière s'obtient aussi plus facilement. Tout d'abord, la portion de la membrane nerveuse qui subit les premières altérations, paraît concave; mais bientôt cette portion de rétine proémine, devient convexe; sa surface est sillonnée par quelques ramifications vasculaires qui conduisent toujours, en suivant leur trajet, à la papille du nerf optique. Peu à peu la tumeur se développe, et lorsqu'elle a acquis un certain volume, on s'aperçoit que le nombre des vaisseaux sanguins a augmenté; ceux de la rétine se confondent, se mêlent avec ceux de nouvelle formation, et ne forment plus qu'une seule couche de ramifications vasculaires. Si maintenant, à partir de la papille, on accompagne un des vaisseaux qui en émanent, on voit bientôt celui-ci se perdre dans la tumeur et se confondre avec les autres. En faisant la même expérience pour le cancer de la choroïde, on pouvait, avec un peu d'attention, suivre facilement les ramifications vasculaires de la rétine jusque sur la tumeur, aller même au delà; on voyait les vaisseaux de la couche superficielle s'incurver, et la tumeur elle-même présentait une surface onduleuse. Ici, rien de cela ; tous les vaisseaux se confondent, tous semblent avoir la même origine et la même terminaison. La surface du cancer n'est plus onduleuse, mais irrégulière, anfractueuse. En même temps que la tumeur augmente de volume, sa teinte devient un peu rougeâtre; et plus tard, à travers la pupille très dilatée, on aperçoit parfaitement les lobules qui forment la masse morbide et les vaisseaux qui rampent à sa surface. L'humeur vitrée est tassée, comprimée. Le cristallin devient opaque ; et, à cette époque, comme la forme et le volume de l'œil n'ont pas encore changé, on a vu des chirurgiens de mérite confondre cette maladie avec la cataracte, et tenter l'opération.

A partir de ce moment, le cancer de la rétine entre dans une nouvelle période ; il ne va plus être lui, il perd, pour ainsi dire, sa personnalité ; de nouveaux phénomènes vont apparaître. La conjonctive est le siége d'une hyperémie superficielle. Les douleurs de tête sont continues, plus fortes; enfin, on voit se montrer successivement les symptômes extérieurs que nous avons décrits au début du cancer de la choroïde.

Le globe oculaire se déforme. Quelquefois la chambre antérieure se remplit de pus, de sérosité ou de liquide sanguinolent. La cornée s'incurve de plus en plus, et l'iris est projeté en avant. L'apparition de tous ces phénomènes coïncide avec le moment où la tumeur prend une coloration jaunâtre. En dernier lieu, l'exophthalmie se produit, tandis que le cancer semble rester stationnaire dans l'intérieur de l'œil.

Tous ces symptômes nous révèlent d'avance ce que plus tard l'anatomie pathologique vient nous confirmer. Le cancer, après avoir épuisé tout le tissu rétinien, l'avoir fait disparaître, a envahi les parties voisines, et s'échappe en désorganisant toute la partie postérieure du globe oculaire. La choroïde et le nerf optique, en effet, subissent la dégénérescence ; et c'est ainsi que s'expliquent les phénomènes que nous avons indiqués : l'inflammation, l'exophthalmie et l'aspect nouveau de la tumeur.

Quelque temps après, il n'est pas rare de voir la portion de cancer qui était restée stationnaire, augmenter de nouveau. La masse morbide alors distend et déforme l'œil, qui est de plus en plus chassé de l'orbite ; elle envahit la chambre antérieure et s'échappe à travers la cornée qui, fortement distendue, finit par se rompre. Toutefois, avant même que la tumeur ne se fasse jour au dehors par la partie antérieure, souvent la portion cancéreuse du fond de l'orbite prend un développement considérable ; elle envahit tous les tissus ambiants, elle détruit quelquefois les parois osseuses, et pénètre directement dans la cavité crânienne.

D'un autre côté, le nerf optique subit la dégénérescence, ou tout au moins ses fibres sont dissociées; enfin, le cancer arrive promptement jusqu'au cerveau, et le malade meurt dans le coma ou dans des convulsions.

Telle est la marche ordinaire du cancer de la rétine; mais il peut survenir un phénomène étrange qui a été observé par Lebert [1], et dont un autre exemple se trouve consigné dans la thèse de Bauer [2] : c'est la transformation du produit morbide en une infiltration granuleuse, graisseuse ou séro-purulente, en même temps qu'il se forme de nombreux grains de concrétions sablonneuses. Dans l'observation que M. Moutet a bien voulu nous communiquer, nous voyons aussi que cette transformation de la masse cancéreuse intra-oculaire commence à se produire. Cependant, tous ces changements n'empêchent pas le cancer de se développer encore par la partie postérieure. La maladie suit une marche en tout semblable à celle que nous avons tracée, et la mort en est la terminaison fatale.

Observation de M. MOUTET.

Cancer de la rétine chez une petite fille de trois ans. — Énucléation du globe oculaire d'après la méthode de Bonnet (de Lyon).

Au mois de septembre 1864, dit M. Moutet, on me présente une petite fille nommée Garançon, de Marseillan (Hérault), pour examiner son œil droit,

[1] Traité des maladies cancéreuses.
[1] Thèse de Paris, 1830.

atteint depuis quelques mois d'une altération qui avait amené la perte de la vue. Cette enfant, à peine âgée de trois ans, est chétive et d'un tempérament lymphatique, quoique issue d'une famille dont les membres, pendant plusieurs générations, avaient présenté tous les caractères de la meilleure constitution. Depuis près de treize mois, on s'était aperçu de l'existence, au fond de l'œil droit, d'une petite tache jaune occupant la partie interne du champ pupillaire. Un mois après cette constatation, l'enfant tomba dans un état de somnolence et de prostration qui dura un temps égal, et ne céda qu'à l'action des révulsifs appliqués sur les membres inférieurs et supérieurs. Elle revint momentanément à sa gaîté habituelle, et une amélioration notable dans la santé générale se manifesta dès-lors; mais la tache intra-oculaire fit toujours des progrès et tendit à gagner la partie centrale du champ de la pupille, malgré l'application de vésicatoires au bras et l'administration de plusieurs purgatifs.

Vers le mois de mars, la jeune malade fut examinée par M. Bouisson. A cette époque, le globe oculaire avait pris un certain développement; il faisait en avant une saillie prononcée; la paupière supérieure, distendue, injectée, se mouvait difficilement; la sclérotique, amincie et bleuâtre, proéminait fortement. La pupille était dilatée, et la concavité postérieure intra-oculaire présentait dans toute son étendue une coloration jaunâtre. Des moyens révulsifs furent de nouveau mis en usage, mais ils restèrent sans influence sur les progrès du mal. Au mois de juillet, survint un état de somlence habituelle ; puis du malaise, une inquiétude générale et des vomissements répétés plusieurs fois par jour. Ces troubles, qui ont amené un état de dépérissement considérable, existent du reste encore au moment où l'enfant m'est confiée.

L'état local est alors le suivant : les deux paupières de l'œil droit, la supérieure principalement, sont très-distendues, infiltrées, bleuâtres, à peine mobiles ; une fois écartées, le globe oculaire s'offre en arrière très-volumineux et très-saillant; la sclérotique est bleuâtre, parcourue par des veines engorgées, variqueuses et très-dilatées ; la cornée est très-large, transparente, quoique légèrement nuageuse. La chambre antérieure n'existe plus ; l'iris est réduit à une petite bordure appliquée contre la circonférence de la cornée, qu'elle double en dedans ; le cristallin conserve sa transparence, mais en arrière de cette lentille se montre une tache d'un jaune orange, envahissant tout l'espace laissé à découvert par l'énorme dilatation de la pupille. Les mouvements de l'œil sont lents, limités, mais conservés en tous sens. La vision est abolie; aucun engorgement ganglionnaire dans les parties voisines. A ces signes, il n'est pas possible de méconnaître un cancer de la rétine.

L'opération fut pratiquée d'après le procédé de

Bonnet (de Lyon). Mais pour atteindre la portion de cancer située au-delà de la capsule de Thenon, il fallut léser quelque peu cette enveloppe fibreuse ; toutefois M. Moutet, avec beaucoup d'habileté, enleva en entier le produit morbide, en respectant les attaches musculaires, soit dans le fond de l'orbite, soit sur la capsule elle-même ; ce qui permit de profiter encore de tous les avantages qu'offre le procédé de Bonnet.

Les suites de l'opération furent des plus simples ; il ne survint aucun fait qui mérite d'être mentionné.

Anatomie pathologique. — L'organe enlevé fut de la part de M. Masse, prosecteur à la Faculté, l'objet d'une dissection minutieuse et de recherches microscopiques dont M. Moutet constata lui-même le résultat, que je reproduis ici :

La sclérotique présentait en avant, sur beaucoup de points, une épaisseur moindre qu'à l'état normal, et des saillies staphylomateuses. Tout près de l'insertion du nerf optique et à son côté interne, une petite excroissance blanchâtre, lardacée, s'échappait à travers une fente de la membrane fibreuse du globe oculaire, sans avoir néanmoins aucune adhérence avec l'enveloppe du nerf. Celui-ci, tout à fait libre, avait été coupé à une très-faible distance de sa terminaison, mais sa surface de section, très-nette, laissait distinguer chacun de ses éléments dans un parfait état d'intégrité. Au-dessous de la sclérotique se trouvait une masse grisâtre de faible consistance, d'une épaisseur à peu près uniforme, s'étalant comme une membrane depuis le niveau de l'entrée du nerf optique dans la choroïde jusqu'aux procès ciliaires. Cette substance de nouvelle formation s'était même avancée jusqu'au canal de Fontana, dont elle avait en plusieurs points érodé les parois, et se continuait en arrière et en dedans avec le petit prolongement, qui faisait hernie à travers la sclérotique. La membrane choroïdienne limitait parfaitement en dedans cette sorte de nouvelle enveloppe qui s'était interposée entre elle et la sclérotique, en les écartant l'une de l'autre de toute son épaisseur. En beaucoup de points, la choroïde avait conservé sa coloration noire; dans d'autres, cette coloration était moins prononcée. Au microscope, on voyait très-distinctement les grandes cellules pigmentaires épithéliales, ainsi que des cellules de tissu conjonctif. Le tissu conjonctif choroïdien et le revêtement épithélial pigmentaire étaient donc intacts. Les vaisseaux nombreux de cette membrane n'existaient presque plus. En avant, l'appareil d'adaptation n'avait subi aucune modification. Sur plusieurs points, la choroïde manquait dans toute son épaisseur, et la substance interposée entre elle et la sclérotique communiquait librement avec celle que nous trouvâmes à la place de la rétine. L'iris n'avait subi aucune altération de tissu; seulement, fortement rétracté sur lui-même, réduit à une sorte de bandelette circulaire, il doublait, sans y adhérer, la face postérieure de la circonférence de la cornée. Celle-ci, à peu près transparente, n'offrait qu'une exagération de ses dimensions ordinaires. Le cristallin et la cristalloïde antérieure n'avaient aussi rien perdu de leur translucidité, mais la cristalloïde postérieure était opaque.

A la face interne de la choroïde existait une couche de sérosité jaunâtre, contenant quelques globules de pus. Cette sérosité reposait en dedans sur une masse morbide qui occupait tout l'espace compris entre la face postérieure du cristallin et le fond du globe oculaire. En avant, cette masse était entourée par la rétine, encore adhérente aux procès ciliaires de la choroïde ; mais, en arrière, la membrane nerveuse n'était plus représentée que par une faible pellicule transparente, criblée de nombreuses lacunes et composée de filaments anastomosés. Au microscope, ces filaments étaient constitués par des capillaires dilatés et entremêlés de tubes nerveux à double contour. Il ne restait plus de traces du corps vitré ni de la membrane hyaloïde; mais à leur place se trouvait le produit morbide dont nous avons parlé, qui adhérait en avant à la cristalloïde postérieure, et se continuait sur les côtés, par plusieurs points, avec la matière interposée entre la choroïde et la sclérotique. Du reste, cette matière et le prolongement extra-oculaire postérieur, avaient le même aspect et la même consistance. Au microscope, on trouvait les mêmes éléments : c'étaient des noyaux granuleux d'une dimension de 0,005mm, libres, insensibles à l'action de l'acide acétique, et d'autres noyaux contenus dans des cellules granuleuses plus ou moins irrégulières, éléments histologiques décrits par M. Robin sous le nom de myélocytes, qui existent à l'état normal, et qui, d'après cet auteur, donneraient lieu par hypergénèse à l'encéphaloïde de la rétine. En outre, l'examen microscopique fit reconnaître dans la partie de la masse morbide qui avait pris la place du corps vitré, une quantité considérable de tubes nerveux altérés et hypertrophiés, et des capillaires évidemment remplis par des concrétions fibrineuses (embolies). Ces tubes nerveux, on les reconnaissait même, soit dans la couche interposée entre la choroïde et la sclérotique, soit encore dans la tumeur extra-oculaire. Enfin, dans la tumeur située en arrière du cristallin, on apercevait de petits graviers blanchâtres de 2mm de diamètre ; ces corpuscules paraissaient toujours en rapport avec les tubes nerveux.

Bien que l'aspect de la portion du nerf optique attenante au globe oculaire enlevé n'y fît supposer aucune altération grave de structure, les modifications constatées dans la texture de la rétine nous obligeaient d'en faire l'examen microscopique ; or, au côté externe, ce tronçon était tout à fait sain, et les tubes nerveux étaient disposés comme à l'état normal. En dedans, au contraire, et au niveau de la papille, ces tubes étaient littéralement entourés de myélocytes de la double variété, noyaux et cellules ; seulement ces éléments n'atteignaient pas la surface de section et s'arrêtaient environ à 2 ou 3 mm de ce point.

Deuxième observation[1].

Cancer de la rétine.

En 1856, M. Garnier, interne des hôpitaux, présenta l'observation d'un garçon âgé de 3 ans, atteint d'une dégénérescence de l'œil droit.

Les parents de l'enfant ne font remonter le début de cette affection qu'au mois de septembre 1855. La mère s'aperçut alors que son œil prenait une teinte verdâtre, mais son volume n'a commencé à s'accroître que vers le mois de janvier 1856.

L'œil droit présente un volume considérablement exagéré ; sa projection en avant est telle, qu'il dépasse de 1 centimètre environ la racine du nez. Pas d'engorgement des ganglions lymphatiques. État général excellent; cependant l'enfant est presque toujours assoupi, et ne se réveille que pour manger.

La pièce pathologique a été disséquée avec le plus grand soin. Or, cette pièce se composant de deux parties distinctes : l'une, extérieure au globe de l'œil,

[1] Bull. de la Soc. anat. de Paris, tom. XXXI, pag. 316.

compacte, dure, difficile à déchirer, était constituée par un tissu offrant la structure des hypertrophies glandulaires, et ses éléments étaient analogues à ceux de la glande lacrymale. Ce tissu s'étendait en arrière du globe et enlaçait le nerf optique, à la gaîne duquel il adhérait assez fortement. Ce n'est qu'après une dissection assez longue que le nerf a pu être dégagé de ce tissu compacte.

Après isolement du nerf optique, il a été possible de reconnaître que lui-même était malade. Il offrait, en effet, un renflement olivaire long de 1 centimètre, épais de 8 millimètres. La coupe de ce renflement était dure à la périphérie surtout, mais ramollie vers le centre. Le tissu en était constitué par les mêmes éléments qui existaient dans la cavité du globe de l'œil, dont il sera question bientôt; on y trouvait, en outre, des faisceaux de tissu fibreux, qui manquaient dans la cavité du globe oculaire.

Après avoir incisé circulairement la sclérotique, la choroïde s'est montrée intacte, si ce n'est au pourtour de l'insertion du nerf optique. Là, elle n'existait plus, et le tissu morbide blanchâtre que nous allons décrire, adhérait à la sclérotique, sans toutefois l'avoir détruite.

La choroïde incisée à son tour, il était facile de reconnaître que le produit morbide siégeait dans la rétine même, dont il conservait encore la disposition extérieure, mais en offrant toutefois une épaisseur de

2 à 4 millimètres. C'est surtout en s'approchant de l'entrée du nerf optique que l'épaisseur était la plus considérable. Au niveau de la papille, le tissu morbide faisait une saillie qui s'avançait jusqu'au milieu de la cavité du globe, et là, le tissu était très-mou, diffluent, et d'une teinte rouge très-marquée, due à la quantité très-prononcée de réseaux capillaires. Le reste de la cavité du globe de l'œil, jusqu'au contact du cristallin et des procès ciliaires, était remplie d'une masse pultacée, grisâtre, parsemée de quelques grains blancs, ayant le volume et l'aspect des grains de semoule.

§ III.

Cancer du nerf optique.

Lorsque le cancer débute dans la portion intra-oculaire du nerf optique, le premier symptôme qui apparaît, est la cessation complète de la vue. Ici, pas de photophobie, pas d'épiphora, pas de phénomènes inflammatoires extérieurs, pas de céphalalgie, sinon que bien plus tard, alors que le cancer a fait de grands progrès, a envahi les membranes internes de l'œil; mais presque toujours, avant même que ces membranes aient subi un commencement de dégénérescence, le produit morbide s'est propagé jusqu'au cerveau, et la mort survient très-promptement. La pupille est dilatée et ne présente aucune déformation. Peu de temps après que le malade a cessé d'y voir, le fond de l'œil, au point d'immergence du nerf optique, offre un aspect blanc brillant, si brillant parfois, que Mackenzie, comme nous l'avons déjà dit, n'a pas craint de comparer ce reflet à celui que produirait une plaque concave d'argent.

En examinant l'intérieur du globe oculaire, on aperçoit la papille du nerf optique saillante, irrégulièrement délimitée, ayant une plus grande étendue que dans l'état normal. A sa surface, on voit poindre bientôt des petits points moins brillants, moins blancs que la substance sur laquelle ils reposent. Ces points deviennent de véritables saillies qui finissent par se réunir, et forment ensuite une masse sinueuse. A cette époque, le fond de l'œil devient sombre et paraît d'un blanc laiteux.

Dès le début de la maladie, lorsque les petites saillies ne se sont pas encore montrées, que la papille est unie, mais seulement plus saillante, on voit les vaisseaux rétiniens, à leur origine, soulevés par la masse papillaire ; ils paraissent plus rapprochés et ont à peu près le même calibre que dans l'état normal. Au premier aspect, on dirait que ces vaisseaux qui sortent de la masse nerveuse augmentée, ne sont pas ceux de la rétine ; mais en les suivant dans leur parcours, on les voit s'incurver sur les limites de la papille et se ramifier dans la membrane nerveuse ;

peu à peu les petits tubercules qui se développent à la surface papillaire, les soulèvent, les déplacent, empiètent sur eux, et finissent par les dérober entièrement aux regards de l'observateur. En même temps, on voit se former dans le produit morbide d'autres vaisseaux sanguins qui enlacent les tubercules cancéreux. Ces vaisseaux sont volumineux, comparés à ceux de la rétine, qui sont déliés et arborescents, et qui nous apparaissent aussi plus éloignés. Cette différence qu'on remarque dans le calibre des vaisseaux est d'autant plus grande qu'on s'éloigne davantage de leur point de départ.

L'exophthalmie a lieu dès le début, mais non pas d'une façon très-sensible ; cependant, on peut sans difficulté reconnaître que le globe oculaire est chassé de l'orbite, en ayant soin surtout de comparer l'œil malade à l'œil sain. L'iris est projeté en avant; la cornée s'incurve davantage; la pupille est toujours très-dilatée et nullement irrégulière; la conjonctive s'injecte un peu et quelques vaisseaux plus volumineux qu'à l'état normal rampent à sa surface ; la tumeur parvient souvent à remplir la place qu'occupent l'humeur vitrée et le cristallin, mais rarement elle acquiert dans l'intérieur de l'œil un volume assez considérable pour produire des phénomènes autres que ceux que nous avons mentionnés. Arrivée donc à un certain degré de développement, elle paraît ne plus augmenter, et c'est alors que l'exophthalmie fait des progrès rapides et devient évidente, tandis que jusqu'à cette époque elle se produisait insensiblement et n'était pas très-manifeste. Bientôt après surviennent des lourdeurs de tête; les malades sont plongés dans un assoupissement profond et prolongé. Enfin des phénomènes nerveux de toute sorte indiquent que le mal est au-dessus des ressources de l'art. A cette période de la maladie, en effet, sans que d'autres symptômes apparaissent, sans que la tumeur prenne un plus grand volume dans l'intérieur de l'œil, les malades meurent souvent dans un état comateux.

A l'autopsie, on trouve ordinairement dans la cavité crânienne, au niveau du chiasma des nerfs optiques et au dessous des lobes antérieurs du cerveau, des tumeurs qui atteignent parfois le volume du poing. La substance nerveuse du nerf optique a disparu, elle est remplacée par le produit morbide, qui comble tout l'intérieur de l'enveloppe fibreuse énormément distendue.

Observation.

Cancer du nerf optique.

« J'ai en ce moment devant moi, dit Mackenzie[1], un œil extirpé par feu le docteur Monteath, dans la première période de cette maladie. Immédiatement

[1] Mackenzie; Traité des maladies de l'œil.

après l'opération, je pratiquai sur la cornée et la sclérotique une incision cruciale, puis je renversai les quatre lambeaux. L'iris et la choroïde étaient intacts ; je les divisai de la même façon et les portai en arrière ; je m'aperçus alors qu'en renversant cette dernière, j'entraînais aussi la rétine qui, quoique rompue et manquant çà et là, existait encore en certains points, pour y former une doublure blanchâtre à la surface interne de la choroïde, et n'avait évidemment ici aucun rapport avec la tumeur, qui remplissait tout l'espace occupé d'ordinaire par l'humeur vitrée et le cristallin, et naissait du nerf optique par un pédicule. Cette tumeur, environnée d'une membrane délicate semblable à l'hyaloïde, était d'une couleur blanc jaunâtre et avait la consistance de la matière cérébrale. Le nerf optique, dans la portion extérieure à la sclérotique, ne paraissait point malade. »

L'enfant était âgé de 3 ans ; quelques mois après l'opération, la récidive eut lieu par le moignon du nerf optique ; il y eut propagation vers le cerveau, et le malade mourut.

CHAPITRE III

Diagnostic du cancer intra-oculaire.

Lorsqu'on a tracé exactement la marche d'une maladie, lorsqu'on a décrit avec détail les divers phénomènes auxquels elle donne lieu, on a beaucoup fait pour le diagnostic. Un phénomène unique, isolé, ne peut nous révéler ce à quoi nous avons affaire ; ce n'est que par l'ensemble des traits, ce qu'on nomme *physionomie*, qu'on arrive à un pareil résultat. Or, saisir cet ensemble, savoir l'interpréter par la pensée, est précisément ce qui constitue le tact médical, et ce tact, qui fait le vrai médecin et que nos pères possédaient au plus haut degré, on ne l'acquiert que par l'observation clinique. Les instruments vraiment utiles en médecine, je dirai même les seuls nécessaires pour notre art, sont précisément ceux qui nous permettent de mieux observer les malades; ce sont, pour ainsi dire, des sens artificiels qui parent à l'insuffisance de nos sens naturels.

L'ophthalmoscope est un de ceux-là; avec cet instrument précieux, indispensable, nous avons pu suivre dans les plus petits détails de son évolution la maladie qui nous occupe; nous avons pu tracer sa véritable physionomie, et par là nous sommes arrivé à un diagnostic sinon certain, au moins mieux établi.

Toutefois, l'appareil symptomatique d'une maladie se compose de phénomènes divers qui n'ont pas tous la même valeur pour le diagnostic; quelques-uns ont une plus grande importance et sont nommés, à cause de cela, *univoques*, *pathognomoniques* ou *suffisants*. Telle est, dans le cancer intra-oculaire, la disposition des vaisseaux que l'ophthalmoscope nous permet de mieux voir. Par leur étude approfondie, nous pourrons diagnostiquer non-seulement que nous avons affaire à un cancer, mais encore dans quelle membrane du globe oculaire le cancer s'est développé. Aucun autre produit solide ou liquide se développant dans l'intérieur de l'œil, ne présente une pareille disposition dans le trajet et l'arrangement des vaisseaux. On dit bien que les exsudats organisés du corps vitré sont vasculaires, mais leurs vaisseaux sont très-grêles, très-rares, et ne ressemblent pas du tout à ceux du cancer.

L'immobilité et l'aspect brillant métallique ne sont pas aussi importants, car ces signes se rencontrent avec toute tumeur solide du fond de l'œil, avec les dépôts de lymphe, avec les tubercules, etc., etc.

On a confondu quelquefois l'hydropysie sous-rétinienne avec le cancer intra-oculaire; cette erreur a été commise par des hommes de beaucoup de talent[1]. Ici encore, la disposition des vaisseaux est d'une très-grande utilité, et si l'on joint à cela la mobilité, le déplacement dont jouit le liquide dans l'hydropisie sous-rétinienne, on est certain de ne pas commettre une pareille erreur. En outre, dans l'hydropisie, pendant les ondulations, les plicatures qui sont antéro-postérieures s'écartent, se rapprochent, et ne ressemblent pas du tout aux bosselures de la tumeur cancéreuse; remarquons encore que chez l'enfant le cancer intra-oculaire est fréquent, tandis que l'hydropisie est très-rare.

M. Métaxas[2] dit que l'analyse des urines peut nous faire distinguer le cancer de certains exsudats graisseux que peut déterminer la néphrite albumineuse.

Si l'on conserve quelque doute sur l'accumulation du liquide intra-oculaire à la suite de l'ophthalmite, Travers conseille de pratiquer l'incision transversale

1 « C'est ainsi que nous avons vu A. Bérard enlever l'œil d'un jeune garçon atteint d'une hydropisie sous-rétinienne, croyant avoir affaire à une encéphaloïde de la rétine. » (Notes de Foucher, dans Traité des maladies des yeux de Warton-Jones.)

2 Des altérations de la rétine visibles à l'ophthalmoscope. (Thèse de Paris, 1861.)

de l'œil ; s'il ne s'écoule rien qu'un peu de sang, que le volume de l'œil reste le même, on doit penser que la maladie est de nature maligne ; si, au contraire, il s'écoule du pus ou tout autre liquide, et que l'œil diminue de volume, on doit espérer de guérir la maladie, car, suivant toute apparence, elle n'est pas de mauvaise nature.

La dureté du globe oculaire a été regardée par M. de Græfe comme un signe très-important ; il dit que toutes les fois que ce signe existe, on est en droit de soupçonner l'existence d'un cancer.

Boyer[1], ayant vu souvent le cancer de l'œil exister en même temps que le cancer du foie, recommande d'examiner toujours cet organe. Il est certain que cette recommandation n'est pas inutile, surtout lorsqu'il s'agit d'un cancer mélané ; sur un assez grand nombre d'observations relatives à cette variété de cancer, nous avons vu souvent que cet organe avait subi la dégénérescence cancéreuse. Le même auteur ajoute « qu'il serait possible de confondre le cancer de l'œil avec les excroissances cancéreuses qui naissent de la surface de cet organe, et qui finissent quelquefois par couvrir tout l'hémisphère antérieur, de manière à présenter au chirurgien qui voit le malade pour la première fois, tout l'aspect d'un véritable cancer du globe oculaire, etc. » Qu'on ne sache pas toujours

[1] *Loc. cit.*

exactement sur quel point de la conjonctive, par exemple, le cancer a débuté, cela est très-possible, malgré tout le soin que le chirurgien mettra à interroger son malade; mais il nous semble qu'on peut toujours savoir si le cancer a débuté par une des membranes internes de l'œil, ou bien extérieurement par la conjonctive, alors même que le malade est très-peu intelligent, et sans que l'on ait beaucoup de détails sur la marche de la maladie; et Louis avait bien raison, comme Boyer le dit lui-même, de blâmer Maître-Jean, qui avait commis une pareille erreur.

Disons encore, avant de terminer ce qui est relatif au diagnostic du cancer intra-oculaire, que généralement une tumeur bénigne n'est ni précédée ni accompagnée de phénomènes aussi nombreux, aussi variés, surtout lorsqu'il s'agit d'un cancer de la choroïde. Enfin, n'oublions jamais qu'on ne doit rien négliger, rien mettre de côté; nous le disions en commençant : ce n'est que par l'ensemble des traits qu'on arrive à poser un diagnostic certain.

[illegible] dans ce genre, par exemple,
[illegible] possible, ne [illegible]
[illegible]
[illegible]
[illegible]
[illegible]
[illegible]
[illegible]

CHAPITRE IV

Cancer de la conjonctive.

Marche, symptômes, etc. — La conjonctive oculaire est souvent le point de départ de la tumeur cancéreuse molle qu'on nommait autrefois fongus malin de la conjonctive, et que Beer décrit sous le nom d'*exophthalmia fungosa.*

Dans les observations que nous avons parcourues, nous n'avons jamais vu le squirrhe ou la tumeur cancéreuse dure prendre naissance dans cette membrane.

Le cancer conjonctival, comme celui de toute autre partie de l'œil, est souvent mélané; cette complication amène encore ici une grande différence dans la consistance de la tumeur qui est plus mollasse, dans sa marche qui est très-rapide, et dans la funeste influence qu'il exerce sur l'organisme. A part cela, il présente la consistance ordinaire de l'encéphaloïde, avec une coloration rougeâtre, jaunâtre, peu importe.

Si, dans l'enfance, on rencontre souvent le cancer intra-oculaire, d'un autre côté on voit peu le cancer de la conjonctive; l'âge mûr paraît en avoir le triste privilége: ainsi, dans les observations de Mackenzie, les malades sont tous âgés de 40 à 50 ans.

Le cancer débute toujours par un petit tubercule qui apparaît de préférence entre l'angle interne de l'œil et la cornée; mais avant son apparition, on voit survenir une légère rougeur de la muqueuse et du larmoiement. Le malade ne s'apercevrait de rien, si de temps à autre il n'éprouvait dans son œil une sensation de chaleur, encore peu intense, il est vrai, mais qui l'inquiète parfois. En même temps, il est irrité par une démangeaison insupportable ressentie dans ce même organe. Les choses restent dans cet état plus ou moins longtemps; et souvent ces symptômes semblent disparaître, puis se montrent encore, et enfin deviennent beaucoup plus intenses. Alors le globe oculaire est le siége d'une grande hyperémie superficielle; les démangeaisons sont plus fortes, continues; la chaleur dans l'œil augmente, et bientôt, vers le point que nous avons indiqué, on voit apparaître un petit bouton qui se développe avec une lenteur extrême, à tel point que pendant trois, quatre, cinq ans et plus, on le dirait stationnaire, et cela sans exagération de l'appareil symptomatique que nous avons noté.

Dans la seconde période, que nous nommerons période d'accroissement, le tubercule se développe avec rapidité, et acquiert promptement de grandes dimensions; il s'accroît dans tous les sens, mais principalement du côté de la cornée, et cette membrane se trouve en entier recouverte par la tumeur, lorsque la conjonctive oculaire n'est pas encore envahie sur tous les points. En même temps, le larmoiement augmente; des vaisseaux nombreux sillonnent la muqueuse scléroticale, boursoufflée et inondée par une sécrétion séro-purulente habituelle. Le malade est tourmenté par des douleurs continues qui parfois s'exaspèrent, et qu'il ressent dans l'œil et autour de l'orbite. Le cancer gagne toujours du terrain, et finit par occuper toute la partie antérieure du globe oculaire. Bientôt il proémine entre les deux paupières, qui sont distendues, œdémateuses, livides, et qui ne peuvent plus se mettre en contact. Le rebord ciliaire est renversé de manière à former un véritable ectropion doublé en dessous d'un bourrelet conjonctival saillant qui repose sur la tumeur, et qui présente une teinte rougeâtre des plus marquées. Les voiles palpébraux, énormément distendus, forment ainsi une barrière antérieure à la substance cancéreuse qui, prenant un point d'appui sur le rebord orbitaire, attire d'abord l'œil en avant, puis s'insinue entre les parois de l'orbite et le globe oculaire. Peu à peu le cancer envahit tous les tissus de la cavité orbitaire, et tend à combler celle-ci en délogeant l'œil, qui est comprimé, déformé, et qui finit par être enveloppé de toute part dans le produit morbide. Les muscles de l'œil sont distendus, atrophiés, et la membrane fibreuse de Thénon est refoulée dans le fond de l'orbite, où on l'aperçoit généralement après l'extirpation de l'œil. Le nerf optique ne subit pas non plus la dégénérescence, mais il est enfoui au milieu de la substance cancéreuse qui le comprime et le réduit à un très-petit calibre.

L'œil, avons-nous dit, est chassé de la cavité qu'il occupe. Les paupières, en effet, sont impuissantes à empêcher l'exophthalmie, et cet organe vient faire saillie au dehors, à travers la fente palpébrale, recouvert par la portion externe de la tumeur, qui prend des dimensions considérables, formant ainsi extérieurement un vaste champignon à surface inégale. A cette époque, les malades sont tourmentés par des douleurs continues, sourdes, gravatives, qui parfois deviennent atroces et les privent de tout sommeil; l'appétit diminue, finit par disparaître ; la diarrhée, les vomissements arrivent ; tout fait prévoir une fin prochaine. D'un autre côté, la tumeur s'ulcère sur divers points, et bientôt toutes ces ulcérations, s'élargissant toujours, finissent par former un vaste ulcère largement ouvert, qui vomit une matière fongueuse imbibée de sanie fétide. Les ganglions lymphatiques du cou et ceux qu'on rencontre autour de l'oreille sont infiltrés de matière cancéreuse. Les paupières aussi participent à la dégénérescence. Les vaisseaux gorgés de sang fournissent des hémorrhagies fréquentes, et les malades, épuisés, meurent dans le dernier degré du marasme.

La mort n'a pas lieu toujours de cette manière ; dans certains cas, le cancer perfore les parois de l'orbite, pénètre ainsi dans la cavité crânienne, et les malades meurent dans le coma, qui parfois est précédé de convulsions violentes.

Anatomie pathologique.—Après avoir suivi dans son évolution le cancer de la conjonctive, voyons maintenant ce que nous révèle l'anatomie pathologique.

La tumeur présente partout, à peu de chose près, la même consistance. Quelquefois cependant, dans la portion qui recouvre la partie antérieure de l'œil, on rencontre de petites poches kystiques, renfermant un liquide purulent ou séro-purulent ; d'autres fois on trouve de petits îlots de sang noir et des caillots sanguins plus ou moins mous La sclérotique est intacte, et la tumeur, dans divers points, est adhérente à sa surface, qui présente çà et là quelques légères érosions. Le nerf optique est allongé et réduit dans son volume; la tumeur, encore ici, adhère intimement à son enveloppe fibreuse. La cornée a disparu complètement ; on ne retrouve d'elle aucun vestige; et le cancer, pénétrant dans la chambre antérieure, pousse l'iris, qui vient s'appliquer par sa face postérieure sur le cristallin. Ordinairement le diaphragme irien ne se conserve pas en entier, mais on en retrouve toujours quelques lambeaux. Le cristallin est opaque et plus petit qu'à l'état normal; il est englobé dans une matière purulente et graisseuse, qui n'est autre chose que le corps vitré dégénéré, transformé. Les autres membranes de l'œil : la choroïde, la rétine, quoique froissées, sont partout dans un état d'intégrité complet.

Lorsque le cancer est compliqué de mélanose, on observe une grande différence dans les altérations des diverses parties de l'œil. Dans l'intérieur de la substance cancéreuse, on rencontre des espaces remplis par un liquide noir, qui communiquent en plusieurs endroits avec la choroïde à travers la sclérotique ulcérée.

La choroïde est épaissie; entre elle et la membrane fibreuse, on trouve souvent une assez forte couche de matière pigmentaire. La rétine dilacérée divise l'intérieur de l'œil en plusieurs compartiments, qui contiennent une substance pulpeuse et noirâtre, dans laquelle il est impossible de retrouver aucune trace du corps vitré et du cristallin. Les fibres du nerf optique sont dissociées, et la matière mélanique fuse par son intermédiaire jusque dans la cavité crânienne, où elle s'accumule et détermine ainsi des accidents cérébraux au milieu desquels le malade succombe, lorsque pourtant le cancer s'est encore peu développé extérieurement; de sorte que, dans ce cas-ci, on peut considérer la mélanose comme ayant seule causé la mort.

Diagnostic et pronostic.—Les tumeurs de mauvaise nature qui prennent naissance dans la conjonctive ont une marche beaucoup plus lente que les tumeurs bénignes. Les phénomènes qui précèdent ou accompagnent l'apparition de ces dernières, ont un caractère aigu, ce qui est le contraire pour les tumeurs malignes. Pour celle-ci encore, les phénomènes inflammatoires se manifestent uniformément sur toute la conjonctive. Pour les autres, ces mêmes phénomènes semblent limités tout d'abord à l'endroit même où a lieu la lésion. En d'autres termes, la nutrition de la membrane muqueuse, dans le cas de tumeur bénigne, n'est pas aussi uniformément troublée. Enfin, nous dirons encore que les phénomènes annonçant une tumeur de mauvaise nature, apparaissent longtemps avant que la tumeur ne se montre; tandis que les phénomènes précurseurs d'une tumeur bénigne se révèlent presque en même temps qu'elle.

On peut confondre la mélanose simple avec le cancer mélané qui prend naissance sur la conjonctive. La mélanose simple ne s'annonce d'ordinaire par aucun symptôme inflammatoire; la conjonctive conserve son état normal; bientôt apparaît, sur un point quelconque de la sclérotique, une petite tache noirâtre qui se développe avec rapidité, relativement à la tumeur cancereuse; cette tache est lamelleuse, sèche, peu saillante, et ne présente aucune trace de vascularité. De son côté, le tubercule cancéreux est mamelonné, humide et recouvert de stries vasculaires. Généralement, aussitôt après l'apparition de la première tache, dans la mélanose simple, d'autres points noirs se montrent sur la sclérotique, sur la cornée, sur l'iris, et toujours sans aucun phénomène inflammatoire.

Quel que soit le point de notre organisme où le cancer se développe, on est toujours en droit de porter un pronostic mauvais. Toutefois, l'observation nous a prouvé que la tumeur cancéreuse de la conjonctive offre un peu moins de malignité. Dans aucun cas, nous n'avons vu le cancer de la muqueuse oculaire exercer la moindre influence fâcheuse sur l'économie, alors même que la tumeur avait de grandes dimensions. Nous n'avons vu que très-tard aussi les tissus ambiants participer à la dégénérescence. En dernier lieu, nous avons remarqué que la récidive n'était survenue que fort longtemps après l'opération ; lorsque celle-ci a été bien faite, souvent même la récidive n'a pas eu lieu. Pour prouver ce que nous avançons, qu'on nous permette de citer un cas fort remarquable que nous trouvons dans l'excellent ouvrage de Mackenzie[1] : « Nous avons vu à Londres, dit cet auteur, au mois de juin 1855, une femme qui avait été opérée en 1842, par M. Withe Cooper, d'une tumeur mélanique de la conjonctive, située sur l'union de la cornée et de la sclérotique, au côté interne de l'œil. Cette tumeur,

[1] *Loc. cit.*

qui présentait les caractères microscopiques du tissu cancéreux, n'a cependant pas récidivé; l'opération n'a laissé aucune trace appréciable, et la vue est parfaitement conservée. »

Personne ne peut douter certes de la malignité de cette tumeur, puisqu'elle présentait les caractères microscopiques du tissu cancéreux. Cependant, en 1855, il y avait treize ans que l'opération avait été faite, et le cancer ne s'était pas encore reproduit.

Si maintenant nous voulions prouver le peu d'influence que la tumeur cancéreuse de la conjonctive exerce sur l'économie tout entière et sur les tissus ambiants, sans chercher ailleurs, nous n'aurions qu'à jeter un coup d'œil sur les observations que nous avons recueillies nous-même; le cancer, comme on peut le voir, a acquis de grandes dimensions, sans qu'il y ait eu infection et irradiation. A quoi tient cela? Bien que nous n'osions l'affirmer, nous pensons que l'irradiation n'a pas lieu parce que, dans cette région, le tissu muqueux est parfaitement bien limité, c'est-à-dire qu'il n'y a aucune transition insensible entre lui et les tissus ambiants. En outre, la muqueuse du côté du globe oculaire repose encore sur la sclérotique, membrane très-résistante et qui ne subit pas facilement la dégénérescence cancéreuse. Enfin, il n'y a pas infection, parce que l'économie peut aussi bien se passer d'une conjonctive oculaire que d'un œil; or nous avons vu pourquoi, dans le cancer de l'œil, l'état général restait toujours bon. Quoi qu'il en soit, nous dirons, en terminant, que l'observation nous a révélé des faits particuliers au cancer de la conjonctive, sur lesquels nous avons cru devoir nous arrêter un instant; ces faits pouvant éclairer quelque peu la marche que le chirurgien doit suivre.

Première observation.

Cancer de la conjonctive.

Louis S.. ., âgé de 48 ans, cultivateur, né et domicilié à Sahorre (Pyrénées-Orientales), est entré le 21 novembre à l'hôpital Saint-Éloi de Montpellier, où il occupe le nº 26 de la salle Saint-Barthélemy.

Ce malade est atteint d'une tumeur cancéreuse située dans la région orbitaire droite, qu'elle remplit en avant, de telle sorte que l'œil est totalement caché. Cette tumeur, de forme ovalaire, à grand diamètre transversal, d'un aspect gris rougeâtre et fongueux, déborde les limites antérieures de l'orbite. En bas et en haut, elle est limitée par le rebord orbitaire, et le sourcil n'est nullement déplacé. En dedans, elle arrive jusqu'à la racine du nez. En dehors, elle dépasse un peu l'angle externe de l'œil. Les paupières, légèrement tuméfiées et un peu débordées par la tumeur, conservent néanmoins leur position normale. Si le malade regarde dans une direction quelconque, la tumeur exécute des mouvements parallèles à ceux de l'œil sain; ce qui indique : 1° que l'œil participe à la dégénérescence; 2° que les muscles du globe oculaire conservent leur fonction. En introduisant aussi un stylet entre les bords de la tumeur et les parties qu'elle recouvre, on peut apprécier le volume d'un pédicule qui paraît occuper à peu près la face antérieure de l'œil. L'état général ne présente rien qui ait quelque rapport avec la lésion ci-dessus. Les forces sont conservées, le malade n'a pas maigri, et les fonctions publiques s'exécutent bien. L'appétit est bon et le sommeil tranquille. Après des recherches minutieuses, nous ne trouvons aucun engorgement ganglionnaire dans les régions voisines de celle qui est affectée. De temps en temps, le malade est tourmenté par des douleurs lancinantes assez vives. L'étiologie n'est nullement éclairée par les antécédents. Dans son jeune âge, le malade a eu quelques ganglions engorgés et une ophthalmie chronique, indices d'une affection scrofuleuse qui, du reste, ne se manifesta depuis lors par aucune autre maladie. L'hérédité directe ou indirecte n'offre absolument rien qui mérite de fixer l'attention.

Interrogé sur l'origine et la marche de la tumeur, Louis raconte que, sans cause occasionnelle, il y a quatre ans, son œil droit fut le siége d'une inflammation. Il ressentait parfois une certaine démangeaison dans ce même organe; il y eut aussi du larmoiement. Deux ans après, apparut sur la sclérotique une petite tumeur, entre la cornée et l'angle interne de l'œil. Le malade ne s'en aperçut que par la gêne qu'il éprouva, car elle était alors tout à fait indolente. La tumeur, qui tout d'abord présentait la teinte blanche de la sclérotique, devint plus tard rougeâtre, puis brune ; en même temps, elle prit une grande extension et empiéta peu à peu sur la cornée. La lésion organique n'est le siége de douleurs lancinantes que depuis un mois. Au mois d'août dernier, le malade se confia à un médecin qui, après avoir enlevé le produit morbide, cautérisa la plaie avec le fer rouge ; mais le cancer ne tarda pas à reparaître, et arriva bientôt au volume qu'il a maintenant. M. Bouisson se décide à pratiquer l'ablation de cette tumeur, dont les rapports avec le globe oculaire sont tels, que l'extirpation de cet organe sera probablement nécessaire.

L'opération eut lieu le 26 novembre. Afin d'éviter une hémorrhagie, on porte une ligature sur le pédicule de la tumeur, ce qui amena d'abord la sortie d'une certaine quantité d'humeur oculaire. Cet accident, loin d'être fâcheux, eut au contraire pour résultat de diminuer le volume de l'œil, et de faciliter ainsi son extirpation. Après avoir soulevé les paupières, la masse morbide est ébarbée, de manière à rendre plus facile l'accès de la cavité orbitaire. On incise ensuite la conjonctive, et tous les muscles de l'œil sont coupés près de leur insertion sur la sclérotique. En dernier lieu, des ciseaux courbes sont *dirigés en bas et en* dedans dans l'intérieur de l'orbite, et le nerf optique est coupé près de sa réunion au globe oculaire. Il n'a pas été nécessaire d'inciser les paupières, ni en dehors, comme le conseille Desault, ni en tout autre point; cela s'explique par l'affaissement de l'organe, après la sortie d'une certaine quantité de liquide. La glande lacrymale a été conservée, malgré les conseils contraires de quelques auteurs. M. Bouisson a tenu à laisser dans l'orbite autant de parties molles que possible, saines bien entendu Du reste, il pense que la fonction de cette glande n'étant plus nécessaire, l'atrophie doit survenir bien vite. La capsule de Thenon était dans un état d'intégrité complète. Une fois qu'on se fut assuré qu'il ne restait rien de suspect, la cavité orbitaire fut garnie de bourdonnets de charpie; par-dessus, on fit un pansement ordinaire maintenu à l'aide d'un monocle, en ayant soin de n'exercer qu'une compression légère.

L'état du malade a toujours été satisfaisant ; il n'est survenu qu'un peu de céphalalgie. Quelque temps après, on voyait déjà dans l'intérieur de l'orbite se dessiner un petit moignon sur lequel il aura été facile de placer un œil artificiel.

Anatomie pathologique. — Le volume de l'œil n'a pas sensiblement diminué. Nous n'avons trouvé aucune trace de la conjonctive oculaire. La sclérotique est bien conservée partout. Le produit morbide a complètement détruit la cornée. L'iris, décoloré et altéré sur quelques points, est poussé en arrière par la tumeur, qui remplit la chambre antérieure. Le cristallin est opaque, et le corps vitré n'a pas encore subi de transformations bien manifestes. Les autres membranes de l'œil et le nerf optique sont intacts.

Une chose digne de remarque et qu'il faut noter en passant, c'est la sortie d'une certaine quantité d'humeur oculaire, provoquée par l'application d'une ligature, et qui facilite tant l'extirpation de l'œil; nous reviendrons plus tard sur cet heureux incident.

Deuxième observation.

Cancer mélané de la conjonctive.

Mélanie V...., âgée de 25 ans, née à Belvezet (Gard), est entrée à l'hôpital Saint-Éloi de Montpellier, pour s'y faire traiter d'une tumeur fongueuse noire de l'œil droit.

Il y a dix ans, une légère inflammation se manifesta dans l'œil, et quelques jours après, un petit bouton rouge se montra tout près de la cornée, du côté interne de cette membrane. Pendant cinq ou six ans que ce bouton resta stationnaire, la malade ne souffrait pas; elle y voyait bien. Le développement commença il y a cinq ans, et la tumeur avait atteint seulement le volume d'une petite lentille, lorsqu'une première opération eut lieu ; celle-ci consista en une ablation par ligature, suivie d'une cautérisation. Le cancer récidiva promptement, et la cornée en entier fut bientôt envahie. Mélanie aurait bien voulu se faire opérer une seconde fois ; mais comme elle était sur le point de s'accoucher, on fut obligé de renoncer à l'opération. Depuis lors, la tumeur s'est considérablement développée ; elle occupe toute la cornée et une partie de la sclérotique en dehors ; elle est large, saillante, noire, et saigne au moindre contact. Les paupières, séparées par la masse mélanique, ne peuvent plus se mettre en rapport. La conjonctive est rouge, surtout en bas, soit sur l'œil, soit sur les voiles palpébraux. La douleur que ressent la malade est gravative et s'exaspère par moments. Un stylet promené circulairement entre la tumeur et l'œil, nous permet de constater un pédicule très-large. Les phosphènes sont bien perçus, ce qui indique que les membranes internes de l'œil ne sont pas altérées. Nous ne trouvons aucun engorgement ganglionnaire circonvoisin. La constitution de la malade est bonne et les fonctions publiques s'exécutent bien. Actuellement, elle nourrit un enfant de 3 mois.

Opération. — Après avoir écarté les paupières par des releveurs confiés à des aides, M. Bouisson saisit la tumeur avec des pinces de Museux, et, l'attirant à lui, il la circonscrit par une incision circulaire portant sur la sclérotique, en dehors des insertions de la production morbide et en avant des attaches musculaires. Cela fait, la section du pédicule est complétée en haut avec le couteau de Richter, en bas avec les ciseaux. L'œil, largement ouvert par sa partie antérieure, se vide de tout son contenu. Il s'écoule très-peu de sang. Les paupières peuvent alors être ramenées au contact; elles se portent même en arrière, par suite de la diminution notable de l'œil, mais on les soulève au moyen d'une boule de charpie placée au-dessous. On fait un pansement ordinaire, et le tout est maintenu par un monocle. A la visite du soir, on ne constate pas de fièvre. Il y eut, dans la soirée, un vomissement glaireux de peu d'importance. Quelques jours plus tard, il survint un peu de rougeur et un léger gonflement de l'œil, qui ne furent pas de longue durée. Enfin, dix-huit jours après l'opération, la plaie présentait un bon aspect, la suppuration était peu abondante, et la malade désirait sortir.

Le mode d'implantation de la tumeur, son étendue et la nullité des opérations précédentes, commandaient ici l'ablation du segment antérieur du globe oculaire, plutôt que la section à la base avec cautérisation. Les artères iriennes seules ont été incisées et ont donné lieu à un léger écoulement de sang que l'eau froide a vite fait cesser.

La partie enlevée nous a montré que les limites du mal avaient été dépassées. La base d'implantation se trouvait en entier dans la conjonctive, et le point de la sclérotique qui lui correspondait, était légèrement érodé. Le cristallin était un peu ramolli. Au microscope, nous avons aperçu des cellules cancéreuses, infiltrées de matière noire, et mêlées à des globules mélanés de divers volume.

Troisième observation.

Cancer de la conjonctive. — Ablation par l'écraseur linéaire.

F..., âgé de 70 ans, cultivateur, né à Marvéjols (Lozère), est entré à l'hôpital Saint-Éloi de Montpellier, pour se faire opérer d'un cancer de l'œil droit.

Il raconte qu'il y a trois ans environ, une petite tumeur apparut vers l'angle interne de l'œil, et se développa petit à petit sans gêner en rien la vision. Il y eut en même temps une inflammation assez intense de la conjonctive, accompagnée d'épiphora. Un an après, la tumeur fut excisée, mais elle récidiva bientôt et envahit toute la partie antérieure du globe oculaire. Le malade, très-peu intelligent, ne sait pas en quoi a consisté l'opération, ni si elle a été complète. Il ne peut désigner non plus le point de départ précis de la lésion. Depuis six mois, il est tourmenté par des douleurs lancinantes; il existe aussi des sensations subjectives de lumière. Rien à noter dans les antécédents, ni du côté de l'hérédité.

Etat actuel. — Cancer à la région orbitaire droite,

formant un champignon de forme ovoïde, à grand diamètre dans le sens de la fente palpébrale et à grosse extrémité interne. Cette masse morbide est fongueuse, saignante; elle cache en haut la paupière supérieure et s'étend en bas sur l'os malaire. En promenant une sonde au-dessous de ses bords, on constate parfaitement : 1° que la tumeur est pédiculée sur la face antérieure du globe oculaire, 2° que les paupières ne participent pas à l'altération. On ne remarque aucun battement. Il existe des taches épidermiques sur divers points de la face. Les ganglions préauriculaires ne sont nullement altérés. M. Bouisson diagnostique un encéphaloïde, et se propose d'extirper l'œil ; mais avant, et pour assurer le diagnostic, il se décide à pratiquer l'ablation du champignon extérieur avec l'écraseur linéaire. Cette ablation, en effet, dans le cas où elle serait insuffisante, éclairera le diagnostic; et, rendant accessible le pédicule, elle laissera voir exactement ce qui reste à faire, en donnant la possibilité de l'exécuter.

Opération. — On applique la chaîne de l'écraseur linéaire sur le pédicule de la tumeur, puis on fait manœuvrer l'instrument, en ayant soin d'écarter davantage les intervalles de constriction. Au bout de quinze minutes, le cancer et l'œil sont complètement extirpés. Il reste seulement, en bas et en dedans, une petite portion de tumeur que M. Bouisson enlève avec des ciseaux courbes.

Pendant la constriction, le cancer devient violacé, et sur la partie moyenne de sa face antérieure on voit se former une vésicule du volume d'un pois, à parois transparentes, et contenant un liquide blanchâtre qui paraît être une portion du corps vitré ; ce qui fit penser que très-probablement l'œil était compris dans la masse morbide. Avant le pansement, on constate, en effet, que le globe oculaire manque. Dans l'orbite, on voit en haut la capsule de Thenon. Au fond de la même cavité, on aperçoit aussi un ruban blanchâtre qui n'est autre chose que le nerf optique. Enfin, l'opération se termine en introduisant dans la plaie des bordonnets de charpie, et par-dessus on applique des plumasseaux maintenus par un monocle.

Le lendemain, une rougeur érysipélateuse se montre autour de l'œil et sur le nez. La langue est sale, blanche, épaisse. On prescrit 0,10 de tartre stibié, qui amènent des selles abondantes.

Les jours suivants, la rougeur disparaît, l'état général s'améliore, et le malade sort de l'hôpital vingt-cinq jours après l'opération, époque à laquelle la cicatrisation était complète.

Anatomie pathologique. — Une dissection attentive permet de constater que la tumeur est complètement indépendante de la sclérotique. Les membranes internes sont affaissées, mais tout à fait saines ; elles enveloppent le cristallin, qui est ramolli et d'une opacité jaunâtre. Le corps vitré a disparu en grande partie. On ne retrouve aucun vestige de la cornée. Le produit morbide qui s'est substitué à cette dernière, a envahi la chambre antérieure et vient s'appliquer contre l'iris, qui est seulement décoloré. Au microscope, on trouve un grand nombre de cellules fibro-plastiques, des cellules à un seul noyau et des noyaux libres.

Cette observation est intéressante à plusieurs points de vue : elle nous montre d'abord quelle est la marche ordinaire du cancer de la conjonctive ; ensuite, elle nous prouve la possibilité de pouvoir se servir dans certains cas de l'écraseur, linéaire pour pratiquer l'ablation de la tumeur cancéreuse de l'œil. Par ce moyen, nous avons évité une hémorrhagie, qui était à craindre avec une masse morbide aussi vasculaire. Le succès a été complet; l'écraseur seul a fait tout le travail, et cela, notons-le bien, sans déterminer le moindre accident nerveux. L'écrasement linéaire n'est pas la méthode d'ablation dont on se sert généralement pour le cancer de l'œil; peut-être ici est-ce la première fois qu'il a été appliqué, car M. Chassaignac lui-même n'en parle pas.

Nous reviendrons sur ce mode opératoire, dans le chapitre relatif au traitement. Nous basant sur le fait que nous avons observé, nous déterminerons dans quel cas il peut être utile de se servir d'un pareil moyen.

CHAPITRE V

Traitement.

Traitement médical.

Tout ce qui tend à rétablir l'ordre dans un organisme en révolution, tout ce qui peut relever les forces, les soutenir, doit être employé en présence d'une diathèse cancéreuse. Sans doute, nos efforts n'aboutiront pas toujours, mais cela ne peut être un motif pour rester dans une abstention complète. Quelquefois nous avons vu des médecins renoncer à tout traitement médical et attendre, pour soulager ou pour guérir, que le mal fût accessible à l'instrument tranchant. Nous ne saurions trop nous élever contre cette conduite funeste, contre ce découragement coupable. La curabilité du cancer n'est pas douteuse, et jusqu'à ce que nous puissions le guérir, sachons que des soins bien entendus peuvent empêcher quelquefois les manifestations de cette terrible maladie. Souvent, sans avoir recours à la chirurgie, le médecin peut en arrêter les progrès, ou tout au moins les retarder. Enfin, lors même que le mal se joue de nos efforts, on peut encore, par des moyens empruntés à la médecine, soulager le malade, car cette diathèse ne se manifeste jamais sans amener des accidents nombreux qui ne font pas mourir promptement, il est vrai, mais qui engendrent de bien grandes souffrances.

Chaque cause susceptible, en agissant à sa manière, de provoquer les manifestations diathésiques, fournit une indication pour combattre le mal ; il y a donc autant de moyens palliatifs et préservatifs que de causes provocatrices.

Les observations que rapporte M. Tirrell [1] prouvent que les moyens propres à entretenir la santé générale peuvent au moins retarder la marche de la maladie.

Dans un travail remarquable sur la curabilité du cancer, que M. Boinet a lu à la Société de médecine du département de la Seine, nous trouvons de très-beaux et nombreux exemples de guérisons obtenues par un traitement tout médical. Afin que personne ne doute de ce qu'il avance, M. Boinet a fait examiner au microscope, par M. Lebert, des portions de tu-

[1] *Practical Work on the diseases of the Eye*, vol. II, pag. 169. London, 1840.

meurs qui présentaient la cellule spécifique. Ces observations ont été prises avec trop de soin, les malades furent trop longtemps suivis et observés, pour qu'on ne leur accorde pas toute la confiance qu'elles méritent. Dans ce travail, on trouve aussi plusieurs cas remarquables de cancer, que M. Velpeau [1] et Bonnet (de Lyon) [2] sont parvenus à guérir de la même manière. Nous pouvons encore nommer bien d'autres médecins qui ont fait sentir avec le plus grand mérite l'utilité d'un pareil traitement: ainsi, Sauvages [3], Duparque [4], Pétrequin, Vallette, Desgranges, etc. En présence de tous ces faits, et devant l'autorité de tels Maîtres, qui ne se sent le courage de lutter? qui oserait liver sans secours les malades à leur malheureux sort?

Si le cancer n'a pas encore exercé son influence pernicieuse sur l'économie, on est en droit d'espérer beaucoup des médicaments internes, de l'hygiène et d'une bonne alimentation.

En résumé, trois indications principales se présentent :

1° Il faut soutenir, relever les forces du cancéreux;

[1] Traité des maladies du sein.
[2] Gaz. médicale de Lyon, 1857.
[3] Nosologie méthodique.
[4] Maladies de la matrice, 1832, 1839. — Revue médicale, 1838, tom. II, pag. 270; tom. III, pag. 125.

7

par ce moyen, si on n'empêche pas les manifestations diathésiques, on ralentit du moins leur développement, on diminue la mauvaise influence qu'elles peuvent avoir sur notre organisme ;

2° Si la fonction d'un organe important est troublée, on doit employer tous les moyens propres à la rétablir dans toute son intégrité ; il est facile de se rendre compte de l'ascendant fâcheux qu'exerce sur le développement du cancer le trouble qui survient dans la fonction d'un organe essentiel ;

3° Il faut agir sur le point de notre organisme qui est le lieu d'élection de la diathèse, par des moyens qui ont pour but de faire disparaître le produit morbide et les tissus ambiants capables de reproduire le mal [1].

Traitement chirurgical.

En n'opérant pas le cancer de l'œil, fatalement les malades meurent, ce n'est douteux pour personne, et nous savons même dans quel état piteux et dans quelle souffrance atroce les malheureux succombent. Si donc il est prouvé que, par l'opération, on a pu en sauver quelques-uns et prolonger la vie de beaucoup d'autres, on doit opérer. Nous sommes persuadé que les avantages seraient très-grands pour les malades,

[1] Cette dernière indication est plutôt du domaine de la chirurgie.

et que les cas de guérison seraient aussi bien moins rares, si l'opération était pratiquée tout à fait au début de la maladie. Nous posons donc en principe qu'on doit opérer dès qu'on est certain d'avoir affaire à un cancer.

«Si l'on considère, dit Boyer[1], que dans le plus grand nombre des observations connues, l'extirpation de l'œil, pratiquée même suivant un procédé vicieux, a été suivie d'un succès complet; si l'on se rappelle que le cancer de cet organe survient souvent à un âge où les maladies de cette nature n'ont pas un caractère aussi fâcheux qu'à d'autres époques de la vie, on pourra espérer qu'après l'extirpation de l'œil le cancer ne reparaîtra pas. Toutefois le pronostic sera d'autant plus mauvais que l'individu sera plus avancé en âge, et que la maladie aura fait des progrès plus considérables.»

Nous trouvons aussi, dans l'ouvrage de Lebert[2], plusieurs exemples qui prouvent que l'opération est capable de prolonger la vie des malades.

Nous ne sommes pas surpris que les chirurgiens n'emploient pas tous la même méthode opératoire; mais, ce qui nous étonne, c'est que quelques-uns conseillent de ne jamais opérer. Dalrymple[3] dit que dans

[1] *Loc. cit.*

[2] *Loc. cit.*

[3] *Pathologie of the human Eye*, explication de la planche XXXIII. London, 1852.

aucun cas de véritable fongus médullaire de l'œil, il ne consentirait jamais à pratiquer l'extirpation ou à la conseiller; Syme partage son opinion. Boyer[1] raconte aussi que Tulpius Verduc et Maître-Jean n'opéraient pas du tout, redoutant sans doute les suites de l'opération ou l'opération elle-même. Il est difficile de s'expliquer une pareille exagération ; je l'attribue évidemment au peu de succès qu'ont eu ces chirurgiens dans les cas de ce genre. Je crois bien qu'on doit attendre peu de chose de l'opération, lorsque l'économie tout entière est infectée et lorsque le cancer a déjà envahi des organes importants; mais si le mal est encore limité, si l'état général est bon, je suis convaincu que les avantages seront aussi satisfaisants qu'ils peuvent l'être avec une affection de cette nature. La tumeur cancéreuse qui n'a pas encore franchi les limites extérieures du globe oculaire, peut parfaitement être comparée à un cancer enkysté; or nous savons que celui-ci a une action générale moins funeste que tout autre ; son influence ne va pas au-delà de l'espace qu'il occupe; rarement, en effet, il y a propagation ou infection. D'un autre côté, dans un cas pareil, on enlève la tumeur avec facilité et sans rien laisser de suspect. Enfin, nous l'avons déjà dit, l'économie se passe volontiers d'un œil; en extirpant cet organe, on ne supprime aucune fonction essentielle. Je ne parle pas de la diffi-

[1] *Loc. cit.*

culté que présente l'opération ell-emême; avec les connaissances anatomiques actuelles et une habileté médiocre, facilement on enlève un œil.

En dehors de toutes ces considérations, il en existe encore d'autres qui ont une importance majeure. La plus ou moins grande vascularité d'un cancer dépend: 1° de son volume; 2° de sa variété; 3° de son siége. En effet, dans les tumeurs cancéreuses de même espèce, le nombre des vaisseaux est proportionnel au volume de la masse morbide; nous savons en outre que l'encéphaloïde est une variété de cancer plus vasculaire que le squirrhe ; et enfin, la tumeur contiendra une quantité de sang d'autant plus considérable qu'elle se développera dans un endroit plus fourni en vaisseaux. Or le cancer de l'œil est presque toujours un encéphaloïde, et l'organe de la vue où celui-ci prend naissance, est très-vasculaire; si on n'opère pas, le volume de la tumeur augmentera, et sa vascularité aussi. Dans ces conditions, il survient souvent une hémorrhagie mortelle; donc l'opération, en faisant disparaître le produit morbide, enlève aussi ce danger auquel les malades sont sans cesse exposés.

L'expérience nous a appris que la tumeur cancéreuse met plus de temps à reparaître qu'à se développer, et ceci est tellement important que les chirurgiens, lorsqu'ils enlèvent un cancer, font bien attention de ne rien laisser de suspect; sans cela, le mal se développerait rapidement, et le malade ne retirerait aucun bénéfice de l'opération. Si donc on n'opère pas, on fait comme le chirurgien qui croirait rendre un grand service en enlevant seulement la moitié de la tumeur. Mais il faut vraiment qu'on ait oublié qu'à côté du globe oculaire se trouve le cerveau, pour conseiller de ne jamais tenter l'extirpation d'un œil affecté de cancer. Le mal arrive très-promptement aux centres nerveux, et les accidents qu'il détermine sont mortels. Si, par l'opération, on peut encore prévenir ces accidents, on n'a pas raison de s'abstenir. Ne connaissons-nous pas aussi les douleurs atroces que souffrent quelquefois les cancéreux? L'opium les calme un instant, ces douleurs, mais le bistouri seul peut les faire disparaître pour toujours. Enfin, les malades s'aperçoivent du dégoût qu'inspire leur énorme tumeur béante, d'où s'écoule sans cesse un ichor fétide; de là, ces scènes de désespoir et cette souffrance morale qui les mène quelquefois au suicide.

Dans certains cas, les hémorrhagies et les accidents nerveux peuvent ne pas se montrer, et cependant il est encore dangereux de ne pas tenter l'opération. En effet, nous avons vu que si l'on n'opérait pas, la tumeur devenait très-volumineuse, et qu'une grande quantité de sang circulait alors dans son intérieur. Tout ce sang, qui le fournit? Évidemment l'économie, qui en est privée d'autant; et plus la tumeur augmentera, plus la quantité de sang dans l'organisme diminuera; de là, cet affaiblissement graduel des forces et cet état de marasme dans lequel les malades meurent. Il est facile, dans ce cas, de comprendre tout le service que la chirurgie peut rendre ; elle soustrait à l'économie un hôte très-fâcheux, que celle-ci était obligée de nourrir à ses dépens, à grands frais, et qui, devenant de plus en plus exigeant et importun, aurait fini par tout s'approprier. Par cette suppression brusque, rapide, les forces reçoivent une impulsion salutaire, l'économie trouve de quoi se nourrir plus abondamment, et pour un temps plus ou moins long, sinon pour toujours, le malade recouvre la santé.

G. Bartisch, dit Boyer, fut celui qui, le premier, tenta l'extirpation de l'œil, en se servant d'une cuiller tranchante ; cependant, on peut dire que tout d'abord cette opération fut pratiquée dans son exécution régulière par Fabrice de Hilden. Celui-ci se servit d'un bistouri mousse et recourbé sur sa largeur, vers son extrémité. Le premier temps de l'opération consistait à introduire la tumeur dans une bourse de cuir dont il serrait le cordon ; puis il détruisait les adhérences avec les parties voisines ; enfin, il introduisait son bistouri dans le fond de l'orbite, et terminait en coupant d'abord les muscles, et en dernier lieu le nerf optique. Après ce chirurgien, d'autres proposèrent certaines modifications qui n'ont aucune importance réelle. Plus tard, Louis posa les véritables règles de cette opération, et voyant qu'on ne pouvait faire manœuvrer que très-difficilement le bistouri dans le fond de l'orbite, il substitua à cet instrument des ciseaux courbes. A son tour, Desault s'aperçut que l'ouverture palpébrale ne suffisait pas toujours pour extraire la tumeur, lorsque celle-ci était trop volumineuse ; il proposa donc d'agrandir cette ouverture par une incision horizontale partant de l'angle externe des paupières.

Bonnet (de Lyon), tenant compte des données anatomiques, a proposé des modifications fort utiles, qui dans bien des cas simplifient l'opération ; ainsi, se rappelant la disposition de la capsule de Thenon, qui est traversée en avant par les muscles, et qui isole l'œil dans l'orbite même, il conseille de laisser en place cette enveloppe fibreuse, si elle n'est pas altérée, en coupant tous les muscles du globe oculaire ; ce qui constitue une série d'opérations de strabisme par la méthode directe. On respecte par ce moyen les éléments graisseux, nerveux et vasculaires situés en dehors de la capsule. Plus tard on trouve formé, dans le fond de l'orbite, une sorte de moignon susceptible de mouvement, et sur lequel on peut placer parfaitement un œil artificiel ; résultat très-avantageux pour le malade.

M. Bouisson [1] donne le conseil de vider préalablement l'œil par la ponction, afin de pouvoir couper aisément chacune des attaches musculaires. Souvent,

[1] Leçons cliniques, 1863.

en effet, la sclérotique est fortement distendue à la fois par la masse morbide intra-oculaire, et par un liquide purulent ou séro-purulent qui existe presque toujours à l'intérieur de l'œil. Dans cette circonstance, il arrive que les voiles palpébraux, tendus et tuméfiés, ne peuvent pas être relevés assez pour qu'on puisse atteindre facilement les insertions antérieures des muscles. En utilisant alors l'idée ingénieuse de M. Bouisson, on est dispensé de faire une longue incision pour agrandir l'ouverture palpébrale, et on n'a pas à redouter par conséquent une mauvaise cicatrice, capable de gêner les mouvements des paupières. D'un autre côté, la grande distension du globe oculaire amène le contact presque direct de cet organe avec les parois de l'orbite, les tissus ambiants étant atrophiés et disparaissant par le seul fait de la pression. On comprend alors qu'on éprouve une très-grande difficulté pour introduire des ciseaux courbes jusqu'au nerf optique, entre les parois osseuses de la cavité orbitaire et l'œil. Dans l'espèce, il est impossible encore de ne pas léser la capsule fibreuse ; mais tous ces obstacles disparaissent par la ponction de l'œil. C'est ainsi que notre savant professeur a modifié avec avantage le procédé de Bonnet, qui offre quelquefois d'assez grandes difficultés dans son exécution.

La tumeur cancéreuse du globe oculaire ne se présente pas toujours de la même manière, et suivant le cas, le mode opératoire varie ; chacun choisit celui qui lu convient le mieux. D'ailleurs, toutes les circonstances ont été rigoureusement notées par les auteurs qui se sont occupés de cette opération ; je crois donc inutile de passer en revue toutes les particularités diverses qui peuvent se rencontrer. Toutefois, les bons résultats que M. Bouisson a obtenus en extirpant un œil affecté de cancer, au moyen de l'écraseur linéaire, nous font un devoir de dire dans quels cas il conviendrait d'employer l'instrument de M. Chassaignac.

Que le cancer débute par la conjonctive oculaire ou par une des membranes internes, il peut arriver qu'il prenne extérieurement un très-grand volume ; la masse morbide alors cache toute la partie antérieure de l'orbite ; quelquefois même elle enveloppe complètement l'organe de la vision, et vient s'épanouir entre les deux paupières, sous forme d'un champignon fongueux qui masque au chirurgien les limites du mal. En attaquant avec le bistouri une tumeur aussi vasculaire, on doit craindre de déterminer une hémorrhagie difficile à arrêter, et qui peut devenir mortelle. Dans un cas pareil, l'écraseur est le seul instrument capable de prévenir un accident qui met en danger la vie du malade, et qui toujours inquiète l'opérateur le plus courageux. Tout d'abord, on est porté à penser qu'en usant de ce moyen, le nerf optique est tiraillé, et que les effets de cette traction peuvent retentir sur les centres nerveux. Mais l'expérience nous a démontré que ce danger était imaginaire. Chez la personne pour laquelle M. Bouisson s'est servi de l'écraseur, il n'est survenu aucun accident; et cependant l'œil, enveloppé en entier par la tumeur, se trouvait dans de très-mauvaises conditions. La chaîne de l'instrument ne portait pas sur la masse morbide, mais en arrière de cette masse, sur le nerf optique lui-même. Dans cette circonstance, la traction du nerf, si elle avait eu lieu, aurait inévitablement produit quelque lésion du cerveau.

Pour se rendre un compte exact de ce qui se passe, il faut considérer d'abord l'action de l'instrument dont on se sert, et ensuite la substance sur laquelle on agit. Or, le premier effet de l'écraseur linéaire n'est pas de tirailler les tissus, mais bien de les comprimer, de les étreindre, et enfin de les broyer, pour ainsi dire ; puis, s'ils résistent, le tiraillement commence, et alors il les déchire, il les arrache. On conçoit donc qu'en portant l'action d'un pareil instrument sur une tumeur molle, cette tumeur soit facilement rompue ; tandis que le tiraillement est à peine sensible et souvent même nul, si on a soin de procéder avec précaution, et d'aller très-lentement. Le cancer de l'œil, nous le savons, est mou ; par conséquent la substance qui le compose doit céder sous le moindre effort.

Ces considérations suffisent, je pense, pour nous faire comprendre que l'écraseur linéaire, employé comme nous l'avons dit, est incapable de déterminer des accidents cérébraux. Je ne dis pas qu'il soit toujours possible, comme l'a fait M. Bouisson, d'enlever la tumeur en entier ; mais en retranchant par ce moyen une portion de la masse morbide, on est certain d'éviter une hémorrhagie dangereuse. En outre, le chirurgien éclaire ainsi son champ d'opération ; il peut voir jusqu'où vont les limites du mal, quelles sont les parties malades et les parties saines ; il opère enfin avec plus de sûreté.

Malgré le volume considérable de l'artère ophthalmique, on se rend facilement maître de l'hémorrhagie par le tamponnement. Au besoin, on peut même lier l'artère, et pour cela les pinces de Cloquet, qui vont en s'amincissant, de manière à présenter une forme conique, sont très-utiles. On ne doit se servir du perchlorure de fer et du cautère actuel qu'à la dernière extrémité, à cause du voisinage des méninges. Si toutefois ces hémostatiques devenaient nécessaires, on devrait au préalable protéger les parois osseuses avec des lames de carton mouillé [1]. Dans les opérations ordinaires, on peut éviter l'artère, en attaquant le nerf optique par la partie inférieure. De même, dans le procédé de Bonnet, on décoiffe l'œil, et l'ophthalmique située en dehors de la capsule de Thénon se trouve ainsi respectée.

Avant de terminer ce qui est relatif au traitement,

[1] Leçons cliniques de M. Bouisson.

nous croyons utile de faire connaître les moyens que M. le docteur Sichel[1] propose pour tenter l'atrophie du globe oculaire, et avec lui celle de la production morbide, dans la première période du cancer. Il faut, dit cet auteur, employer un traitement antiphlogistique, dérivatif et résolutif, les émissions sanguines locales et générales, les purgatifs et les antiplastiques. A ces moyens, on doit associer tous ceux qui peuvent améliorer la constitution et faire cesser les complications et l'action des causes générales.

La compression est encore un moyen que nous conseillons d'ajouter à tous les autres : elle peut aider puissamment à atrophier l'œil. Les émissions sanguines, les purgatifs, sont fort utiles sans doute ; mais ils affaiblissent le malade, ils diminuent ses forces ; il faut donc être sobre de pareils moyens. Avec la compression, on n'a pas cet inconvénient. D'un autre côté, nous savons qu'un organe s'atrophie, tend à disparaître quand il ne fonctionne pas. En exerçant la compression par le seul endroit du globe oculaire où elle puisse avoir lieu, c'est-à-dire sur la partie antérieure, on empêche l'organe de la vision de fonctionner ; on obtient donc ainsi un double effet. Quoi qu'il en soit, il faut toujours surveiller attentivement l'action de ce moyen, qui peut surtout être utile dans le cancer de la choroïde. Nous savons que la vue se conserve quel-

[1] Iconographie ophthalmologique, § 682.

quefois très-longtemps, lorsque le mal débute par cette membrane. Nous dirons enfin, comme M. Sichel : si ces moyens n'amènent pas l'atrophie du globe, ils peuvent du moins ralentir la marche de la maladie.

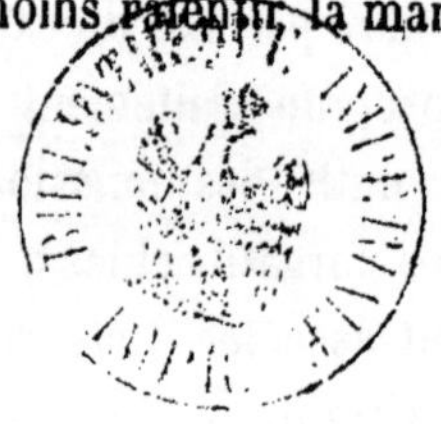

FIN.

www.ingramcontent.com/pod-product-compliance
Ingram Content Group UK Ltd.
Pitfield, Milton Keynes, MK11 3LW, UK
UKHW020330180726
13839UKWH00002B/625